刘哲峰 施琳玲 邰颖波 ◎ 主编

重大突发公共卫生事件
健康传播理论与实践

中国医师协会健康传播工作委员会
中国传媒大学媒介与公共事务研究院 编写

蝴蝶学院

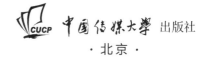
中国传媒大学 出版社
·北京·

编　委　会

前　言

2020 年,新冠肺炎疫情在全世界范围内暴发,全人类共同经历了一场近百年来影响范围最广的全球性大流行病。这场前所未知、突如其来、来势汹汹的疫情天灾,对全世界来说是一次严重危机,也是一次严峻考验。人类生命安全和健康面临重大威胁。

在此次新冠肺炎疫情中,健康信息成为公众最迫切的主观需求之一。人们通过移动终端设备等媒介接收和传递健康信息,希望通过健康信息了解更多与新冠病毒有关的专业知识,掌握更多行之有效的病毒防控方法,从而消除对病毒的疑虑和恐惧。在此情况下,健康传播成为为公众提供大众卫生和医学科普知识,向大众传播各类卫生防控政策法规,提高群众公共卫生意识、自我保健意识和疾病防控能力,促进人们改变不健康生活方式的重要途径。

在疫情防控的重要关口,公众对于健康信息的传播方式也发生着巨大变化。特别是伴随着新媒体发展和融媒体普及,社交媒体在信息聚合、舆论生成方面扮演了重要角色,主流媒体联动新媒体平台打造疫情获取主渠道,融媒体中心助力基层防疫,慢直播、短视频、Vlog 等新兴传播手段走在科普和辟谣前沿。大批社会团体和自媒体人自觉投入到抗"疫"战斗中,合力打通"媒体""政务"与"服务"。

在疫情发展和蔓延期间,健康传播发挥着重要作用,也凸显出诸多亮点。比如发布与传播健康信息,有效遏制谣言扩散;提供寻医问药等咨询服务,参与预防和干预;传播形式新颖化、互动化、多元化,加快信息传播速度;意见领袖主动设置议题,促进信息优化传播。同时,由于互联网去中心化的特点,人人都能发声的背后极有可能引起众声喧哗,造成虚假信息泛滥,健康营销大行其道,"伪专家""伪健康"盛行等现象,给健康传播带来极大挑战。

当前,新冠病毒仍在全球传播蔓延,国际社会将会面对更加严峻的困难和挑战。2020年6月2日,习近平总书记主持召开专家学者座谈会并强调,人民安全是国家安全的基石。要强化底线思维,增强忧患意识,时刻防范卫生健康领域重大风险。只有构建起强大的公共卫生体系,健全预警响应机制,全面提升防控和救治能力,织密防护网、筑牢筑实隔离墙,才能切实为维护人民健康提供有力保障。

现代社会治理中,民生是关键,而民生的核心之一就是卫生健康。健康是社会发展所依赖的一项基础课题,健康传播作为一门独立学科,是公共卫生工作的基本手段,是落实预防为主卫生工作方针的重要保障,是科学与艺术的完美融合。虽然其发展时间较短,但却具有十分重大的研究意义。

在个体层面,有效的健康传播可以提高公众的健康素养,获取解决健康问题的信息和技能,促进人们合理利用健康保健服务,帮助人们制定健康保健方案,选择适合自己的健康保健服务和临床治疗服务。特别是在面对频发的公共卫生事件时,专业而有效的健康传播可以帮助个人获取和理解健康医疗服务的信息和服务,并通过运用这些信息和服务做出正确判断,维护自身健康,并有力推动社会进入良性的健康防治状态。在社会层面,有效的健康传播可以影响社会发展规划的制定和实施,推动健康项目落地,提升公共服务质量,保障公共卫生安全,促进公共卫生事业和全球健康治理的长足发展。

长期以来,尽管我国的一些高等院校、研究机构和专家学者在健康传播领域开展了一些研究,各类媒体也做出了一些有益尝试,但大多还停留在初级阶段,议题涉及面较窄,在传播方法和内容的专业性上还有很大的上升空间,既难以满足全球快速发展所带来的公共卫生事件频发风险,也与当前民众对于健康传播和健康知识的渴求不相适应。

党的十八大以来,我国卫生健康事业取得了显著成绩,人民健康水平持续提高,国家在战略层面以及建设落地层面都对"互联网+医疗建设"作出了相应的规划和布局。普及健康知识,进行有效的健康传播,不仅是健康中国建设的首个重大行动,也是健康中国建设的基本路径,需要卫生工作者、新闻工作者、传播学者和社会各界的支持和参与。

基于此,本书汇聚健康传播等相关领域专家意见,由高校科研机构联合卫健领域行业团体进行共同研究,在重大突发公共卫生事件语境下,分享抗击疫情期间的健康传播实践案例,客观分析和总结"抗疫"传播经验与规律。由于研究时间较短,国际健康传播学新理论、新方法和健康传播实践活动不断涌现,加之作者水平有限,在成书过程中难免存在疏漏和错误,敬请广大读者批评指正。

目　录

——中国医师协会健康传播工作委员会抗疫大事记——

理论篇

第一章　政策解读

习近平总书记在党的十九大报告中明确提出实施健康中国战略,开篇就指出:人民健康是民族昌盛和国家富强的重要标志。这揭示了健康中国战略的深刻内涵。

健康中国战略作为国家在新时期实施的一项重大国家战略,是习近平新时代中国特色社会主义思想的重要组成部分,意义重大,影响深远。

一、实施健康中国战略的重大意义

(一)党和政府对人类健康发展规律认识的一次深化

1986 年,世界卫生组织在加拿大渥太华召开的第一届全球健康促进大会上发布了《渥太华宪章》,首次提出"健康促进"的概念,即促进人民维护和提高自身健康的过程,也是协调人类与环境之间的战略,规定了个人与社会对健康所负的责任。这次大会提出了健康促进的"五大行动纲领"和"三大核心策略"。

"五大行动纲领":制定健康的公共政策,创造支持性的环境,强化社区行动,发展个人技能,调整卫生服务方向。

"三大核心策略":倡导,包括领导层、公众、部门之间等不同层面;促成,让个人、组织机构提升,进而具备健康促进的能力;协调,强调多部门之间的协作。

由于影响健康的因素十分广泛,"以疾病治疗为中心"难以全面解决人口健康问题,所以党中央、国务院审时度势,提出了健康中国战略,对卫生健康事业发展提出了新的、更高、更全面的要求,工作重点从"以治病为中心"

转变为"以人民健康为中心",关注生命全周期、健康全过程。

(二)满足人民日益增长的美好生活需要

近年来,我国卫生健康事业发展成就举世瞩目,但作为重要的民生领域,发展不平衡、服务不充分的问题突出,与人民日益增长的美好生活需要存在较大差距,"看病难、看病贵"仍是民生痛点。要满足公众健康诉求,就必须实施健康中国战略。

(三)"人口红利"转向"健康红利"的基础

改革开放40多年来,中国抓住了国际制造业产业转移的历史机遇,特别是加入WTO后,中国经济多年高速增长,其中最大的贡献之一是"人口红利"。近年来,我国经济增长由高速增长进入中高速发展阶段,由过去依靠"人口红利"转向现在的高质量发展,要更多依靠"健康红利"。

(四)我国参与全球健康治理的重要举措

健康已处于人类发展的突出位置,它既是国家软实力的重要组成部分,也是全球发展议程的重要内容,并且已经成为各个国家衡量经济社会发展和人民生活幸福的一个重要指标。从美国、日本、芬兰等国家的实践举措和取得的成绩可以看出,许多国家特别是发达国家都将国民健康上升为国家战略,将实施健康中长期战略规划作为提高国民健康水平的有效途径。

二、卫生与健康事业发展现状及面临的形势

(一)党的十八大以来卫生与健康事业发展取得的成就

党的十八大以来,我国卫生与健康事业取得了长足发展。多项指标均优于中高收入国家的平均水平,提前实现了联合国千年发展目标。这些成绩的取得有赖于以下几项举措:一是深化医改向纵深推进,群众得到了更多实惠;二是医疗卫生服务体系进一步健全,服务可及性不断提高;三是基本公共卫生服务均等化水平进一步提高,重大疾病防控成绩明显;四是健康产

业快速发展,成为经济增长新领域。

(二)维护与促进人民健康面临的形势与挑战

(1)消费结构升级,健康需求持续增长。医改取得实效后,百姓的医疗需求被释放出来,门诊和住院人数呈持续上升趋势,这对医疗卫生系统来说是一个巨大的压力。目前,我国健康服务供给侧问题依然突出:一是资源总量不足、结构不合理等问题仍比较突出,基层服务仍是突出的薄弱环节;二是卫生总体投入水平偏低,跟经济发达国家相比还有很大潜力和上升空间。此外,商业健康保险发展水平与发达国家差距较大,社会医疗卫生投入仍有相当大的空间。

(2)人口老龄化的挑战。人口老龄化是一个国家经济社会发展的必然结果,老龄人口增加,对于医疗保健、康复护理、生活照料等服务和费用的刚性需求也日益增加,给医疗卫生资源和服务供给带来了巨大压力。

(3)新型城镇化的挑战。城镇化对医疗和健康的影响是把双刃剑,其本身对医疗卫生健康事业发展来说也是一个挑战。

(4)疾病谱变化的挑战。随着经济社会发展、卫生条件改善,我国居民疾病谱从过去以传染病为主向现在以慢性病为主转变,传统传染病防控形势依然严峻,慢性病成为主要的健康问题。

(5)环境、生活方式对健康问题的影响不容忽视。除了空气污染、交通事故、意外伤害、饮用水质量、重大食品安全事故、生产事故和职业病等影响外,吸烟、酗酒、缺乏锻炼、不合理膳食等不健康生活方式对健康造成的危害也不容忽视。

要有效应对复杂健康影响因素的挑战,不能只依靠医疗卫生系统"单打独斗",必须树立大健康的理念,把健康融入所有政策;必须改变重治疗、轻预防、高成本的传统医疗模式,建立预防为主和防治结合的激励机制与制度保障。

三、深刻领会习近平总书记关于健康中国建设的重要思想

(一) 准确把握人民健康优先发展这一核心理念和基本要求

党的十八大以来,习近平总书记从党和国家事业发展全局出发,就健康中国建设作出系列重要论述,实现了指导思想的新飞跃,成为习近平新时代中国特色社会主义思想的重要组成部分。

习近平总书记在全国卫生与健康大会上提出,要优先发展健康,把人民健康放在优先发展的战略地位,努力全方位、全周期地保障人民健康。这是以人民为中心发展思想的基本要求和具体体现,是实现"两个一百年"奋斗目标的战略选择,是经济社会发展的必然要求,是卫生与健康发展理论的新飞跃。

(二) 准确把握新形势下党的卫生与健康工作方针

我国卫生工作方针几经调整,但始终坚持"预防为主"。新形势下卫生与健康工作的方针是:以基层为重点,以改革创新为动力,预防为主,中西医并重,将健康融入所有政策,人民共建共享。其根本点是坚持以人民为中心的发展思想,坚持为人民健康服务,这是我国卫生与健康事业必须一以贯之的基本要求。

(三) 准确把握事关健康中国建设根本问题的新论断

习近平总书记在讲话中特别强调,事关健康中国建设的根本问题,要坚持基本医疗卫生事业的公益性质,要坚持正确处理政府和市场的关系,要坚持提高医疗卫生服务质量和水平。

四、推进健康中国建设的总体思路与主要任务

(一) 健康中国建设的总体思路

健康中国建设的指导思想:坚持以人民为中心的发展思想,牢固树立和

贯彻落实新发展理念,坚持正确的卫生与健康工作方针,以提高人民健康水平为核心,以体制机制改革创新为动力,以普及健康生活、优化健康服务、完善健康保障、建设健康环境、发展健康产业为重点,把健康融入所有政策,加快转变健康领域发展方式,全方位、全周期维护和保障人民健康。

健康中国建设的主要原则:健康优先、改革创新、科学发展、公平公正。

健康中国建设的战略目标:2020年,主要健康指标居于中高收入国家前列;2030年,主要健康指标进入高收入国家的行列;2050年,建成与社会主义现代化国家相适应的健康国家。努力实现:人民健康水平持续提升,主要健康危险因素得到有效控制,健康服务能力大幅提升,健康产业规模显著扩大,促进健康的制度体系更加完善。

健康中国建设的主要指标:包括健康水平、健康生活、健康服务与保障、健康环境、健康产业五大方面的13项指标。

健康中国建设的战略主题:一是共建共享。这是建设健康中国的基本路径。从供给侧和需求侧两端发力,统筹社会、行业和个人三个层面,形成维护和促进健康的强大合力,坚持政府主导,促进全社会广泛参与,优化服务供给,强化个人健康责任。二是全民健康。这是建设健康中国的根本目的,立足全人群和全生命周期两个着力点,提供公平可及、系统连续的健康服务,实现更高水平的全民健康。

(二)建设健康中国的主要任务

(1)普及健康生活。一是加强健康教育;二是塑造自主自律的健康行为;三是提高全民身体素质。

(2)优化健康服务。一是强化覆盖全民的公共卫生服务;二是提供优质高效的医疗服务;三是充分发挥中医药独特优势;四是加强重点人群健康服务。

(3)完善健康保障。一是健全医疗保障体系;二是完善药品供应保障体系。

(4)建设健康环境。一是深入开展爱国卫生运动;二是加强影响健康的环境问题治理;三是保障食品药品安全;四是完善公共安全体系。

（5）发展健康产业。除了优化多元办医格局之外，还要发展健康服务新业态，特别是要积极发展健身休闲运动产业，促进医药产业发展，加强医药技术创新，提升产业发展水平。

除了深化医改、完善体制机制外，加强健康人力资源建设、推动健康科技创新、建设健康信息化服务体系、加强健康法治建设、加强国际交流合作等都为健康中国建设提供了支持和保障。

五、推进健康中国行动的思考和建议

（一）推进健康中国行动的思考

健康中国行动是坚持预防为主，实现从"以治病为中心"向"以健康为中心"转变的有力抓手。

国际经验是，在特定的历史时期集中力量针对重点健康危险因素、重点人群和重大疾病开展健康促进行动。坚持共建共享，从依靠医疗卫生系统转变到社会整体联动，强调个人责任和社会作用。此外，还要发挥好我国独特的政治优势和制度优势，发挥好爱国卫生运动的优良传统，展示中国在健康促进方面的经验和做法，贡献中国方案和中国智慧。

2011 年，世界银行报告预测未来 20 年中国慢性病的增长速度很快，而这也是如今全球都在面临的问题。为此，世界卫生组织提出了"3450"策略，即 3 种主要危险因素：烟草使用、不健康饮食和缺乏体力活动；4 种主要慢性病：心脑血管病、恶性肿瘤、糖尿病和慢性阻塞性肺病；5 项优先干预策略：控烟、减盐、改善膳食和增加身体活动、减少有害的饮酒、推广基本的药物和技术。

（二）健康中国行动的主要内容

健康中国行动主要包括三方面内容：一是全方位干预健康影响因素，开展包括普及健康知识、合理膳食、全民健身、控烟、促进心理健康、建设健康环境等专项行动；二是维护全生命周期健康，针对妇幼、中小学生、劳动者、老年人等重点人群，分别设计了健康促进的项目；三是防控重大疾病，开展心脑血管疾病、癌症、慢性呼吸系统疾病、糖尿病以及传染病等防控防治行动。

(三)关于健康传播的建议

健康传播的目的:健康传播是为了提高公众的健康素养,健康素养实际上是一种能力,即个人获取和理解健康医疗服务的信息和服务,并能运用这些信息和服务做出正确判断,以维护自身健康的能力。在我国多年的卫生实践中,有很多成功的案例已经取得了显著效果,但也还有巨大的发展空间。

健康传播的内涵:健康传播是一个多学科交叉的传播研究领域,涵盖医学、公共卫生学、传播学、社会学、心理学和教育学等。广义上指一切涉及健康的传播;狭义上是一种将医学研究成果转化为大众的健康知识,并通过态度和行为的改变,以降低疾病的患病率和死亡率、有效提高一个社区居民或一个民族的生活质量和健康水准为目的的行为。健康传播作为公共卫生工作的基本手段,是落实以预防为主的卫生工作方针的重要保障,是科学与艺术的完美融合。

健康传播的特点:公共卫生的内容属于"常识性"知识,科普要达到"触手可及"。健康传播要做到:受众在哪里,宣传工作的着力点和落脚点就放在哪里。

健康传播的原则:科学、负责、实用、通俗、趣味。

健康传播相关信息发布的规范:一是注明信息出处;二是注明信息发布日期;三是注明作者的身份与资质;四是对于一些新颖的认识与观点,或某专家个人的说法,最好附上主流观点以及其他同行对此的评价或意见供读者参考;五是对于特定读者的信息内容要标注适用人群。

健康传播是一件非常有意义、非常重要,并且非常难做好的事情。恰如著名数学家华罗庚所说:"对待科学要严谨、认真。"健康传播的内容是专业性、常识性的东西,只有在专业领域毫无争议的东西才能向公众传播,这是健康传播必须坚守的一条红线。

第二章　时代背景

2019 年是 5G 元年,以 5G 为标志的全媒体时代已然来临。我们必须清醒地看到,5G 时代的来临,既是卫生健康领域新闻宣传和舆论引导工作的一次重大机遇,又给我们带来了严峻挑战。2019 年 1 月,习近平总书记在中共中央政治局就全媒体时代和媒体融合发展举行第十二次集体学习时强调指出,全媒体不断发展,出现了全程媒体、全息媒体、全员媒体、全效媒体,信息无处不在、无所不及、无人不用,导致舆论生态、媒体格局、传播方式发生了深刻变化,新闻舆论工作面临新的挑战。

面对这样的全新挑战,我们只有一个选择,那就是要不断增强责任感和紧迫感,面对 5G 全媒体时代的新情况、新特点、新趋势,努力抢占新平台、实施新战略、完成新标配!

众所周知,5G 是移动互联网领域的第五次大提速。以北京及其周边地区为例,2020 年网速将会提高 10～50 倍,这就为我们描述了一幅波澜壮阔的画卷——"高速舆情、百变舆论"。要知道,不仅我们尽心打造的科普信息、辟谣信息、回应关切等传播速度和效率大幅提高,与此同时,谣言传播的速度也会提升 10～50 倍,极少数预谋已久、处心积虑的"破坏者"的工作效率也将提高 10～50 倍。因此,相比以往四次移动互联网提速,这一次全系统同仁必须更加明确的策略就是,与媒体打交道是我们无法拒绝且必须获胜的"邀请赛"。在 5G 智慧全媒体时代,我们的目标就是:在众声喧哗中,让我们的声音最响亮! 在众说纷纭中,让我们的信息最可信!

5G 时代,可以用四个"去"来总结一些初现雏形的变化,那就是信息传播所呈现的"去中心化、去机构化、去中介化和去专业化"。很多没有转型和升级的传统媒体会被加速淘汰,同样,很多不能一同升级、整合传播系统的卫生健康领域机构也会接连面临前所未有的挑战。

有些单位几十年如一日地坚持"多做少说、只做不说、先做后说、不逼不说"和"好的可以说,坏的绝不说"等做法,将有可能面临摧枯拉朽一般的"灭顶之灾"。这样的单位,制度建设落后、经验储备匮乏,全员媒介素养也十分落后,一旦遭遇突发事件,再高的医术、再强的学术或许都不能在第一时间挽救巨大舆论漩涡中品牌与声誉的巨大损失。当然,这样的单位在全国的大卫生系统里已经非常少了。但即便如此,一个孤立的、偶发的、局部的负面案例,依然有可能对整个卫生健康行业的集体形象造成一时间难以挽回的影响。

一些在过去数年的新闻舆论工作中管理思想上得到解放、创新实践中得到充分锻炼的机构,这次也不能沾沾自喜、掉以轻心,因为技术的革命远不止表面看到的10~50倍的速度这么简单。回顾移动互联领域的前四次大提速,我们清晰地看到,速度所带来的连锁反应几乎是充满想象力的科学家本人都不一定可以完全预测到的。

一些机构在过去的时代,已经在电视上长袖善舞,在报纸上更是佳作不断,就连官方网站和自媒体公号也是硕果累累,但是这场席卷全球的技术变革需要我们做更多的准备。就连美国白宫也在这次的因应性行动中。比如,过去的白宫总统每年开多少场发布会?能言善辩的克林顿、奥巴马时代,一年开将近200场发布会,不善表达的小布什时代一年也要开100多场。而我们看到去年白宫发布会的数量降到了历史最低点——只有60多场。特朗普对传统媒体和传统方式的新闻舆论工作似乎充满了焦虑和任性。他每天都在急功近利中,绕过似乎不被他信任的传统媒体"把关人"们,直接与他的支持者们对话,那就是发推特(Twitter)。据统计,2019年3月8日早上的一个小时内特朗普就发了35条推特,这是最多的一次。白宫传播策略的调整说明了很多问题:专业媒体做发布和社交媒体做发布并存,一个新闻发布和舆论引导之混合共生形式的时代已经到来了。

5G技术高深,5G工业神秘,5G舆论更是扑朔迷离。那么,5G时代的舆论到底有哪些特点必须被我们关注呢?

第一,万物互联,移动为王。未来一定是大屏进小屏,小屏进无屏。当下电视观众的平均年龄是 39.8 岁,报纸受众的平均年龄则是 44.7 岁。传统媒体的受众趋于中老年化,而手机才是 5G 到达所有年龄受众群的"集大成"载体。因此,未来时代,不能移动的媒体很可能都不再是主流媒体了。

第二,速度更快,效率更高。5G 时代的信息传输速度比原来快 10~50 倍,大家可以畅享更高速的网络,更要为高速舆情而提前"备战"。没有"口径库"的单位会在突发事件到来后,无法抵御四面八方的集中"攻击",捉襟见肘的回应会让舆论对涉事单位更加具有破坏力和伤害性。我们意识到,没有提前准备相当数量正确、简洁、客观、有效口径的机构都存在严重的风险。

第三,海量信息,"垃圾"围城。所谓"垃圾信息"瞬间泛滥而导致的"围城",3G、4G 时代都已经历过。假科普、真广告之类的网络信息会与真科普的信息混杂,泥沙俱下,难以辨明。5G 时代的垃圾信息规模会更大,我们要做好充分的准备,更大力度科普、更及时辟谣,不让垃圾信息泛滥成灾。

第四,视频主导,实时呈现。5G 时代,视频会成为主导。但视频并不是全部,其他的内容形态也不可忽视,也就是多种形态争奇斗艳,大家都要成为文字高手、图片专家,更是视频和直播的达人。

第五,删堵困难,引导为先。视频大量爆发,关键信息难以抓取,使得合法依规的一些正当维权式删除都变得更难。

因此,5G 时代一旦有本领域的突发事件发生,毫无准备的单位肯定会面临因高速而带来的极大不确定性,小范围的局面也会更加险峻。如果没有在 5G 这个移动互联第五次大提速之前完成本单位新闻舆论工作的升级换代,就极有可能面对一段时间的局部"危机"常态化、舆情发酵极速化和个别群体表达极端化的情况。

基于我们的观察,5G 舆论表现出以下四个规律,或许对大家有些启发:

第一,24 小时舆论非理性规律。

舆论在前 24 小时处于"非理性阶段",在突发事件早期,网民不想听理性的东西。这时最好的回应方法绝不是直接讲晦涩的科学、冷酷的条文、烦琐的细节,而是去表明对人民、对公众最为真诚的态度。态度是打开非理性障碍之门的钥匙。先用好的态度表达,让公众愿闻其详,架起与公众沟通的桥梁,从非理性中"破局",随即再用理性的方式跟进回应、逐一阐述。事实、态度和措施是第一时间与公众沟通的三要素,事实的澄清、措施的汇报都是必要的,态度更是首要的。

第二,碎片+滚动的引导规律。

当突发事件到来时,不要有终极结论了才启动舆论引导,要边讲边处置、边处置边讲,沟通应伴随处置的全过程,简单归纳就是"少量多次高频率,小步快跑不失语"。多年前,舆论的黄金引导时期是 3 天,后来是 6 小时,5G 时代则是 45 分钟,乃至随时随地。持续的沟通能够让公众因为得到阶段性分享而愿意等待科学且客观的终极结论。此外,保持沟通以争夺第一时间的"优先定义权"也是一个重要原因。

第三,移动互联平台的优先规律。

一般情况下,正面推介的内容,如政策的解读、荣誉的获得、成果的诞生等可以用发布会形式传播。但一些负面内容的舆论引导,则应该移动互联优先。例如,一起负面事件发生,尤其是敏感复杂且与群众之前存在"知识沟"的事件,建议不要从发布会开始。5G 时代,发布会现场可以实现直播,如果准备不足、团队欠佳,现场一旦失控,后果不堪设想。负面舆情的处理可以从"两微"开始,多用基于移动互联的微博、微信、头条等率先完成"及时"的发布任务,让"两微"做"急先锋"先行辟谣,在发布会召开之前先科普辟谣到位,在前期把媒体和公众中非理性的戾气宣泄掉,到了稍后的综合性发布会上就可以有机会理性而不受干扰地说明问题。

第四,移动互联时代的专属创新话语修辞规律。

高速舆情、百变舆论,新的特点我们必须知道,发布的信息不宜过长,一次就说一件事;表述的方式要有温度、有精度,比如精心选择标题句等。5G 时代,是媒体深度融合的时代,是信息高速传播的时代,也是充满高度风险和不确定性的时代。就中国而言,这既是一场由技术革命带来的媒体转型,更是一场在国家层面谋划和推动的深刻变革。那么,我们应该如何抓住机遇,迎接挑战呢?我们必须坚持以习近平新时代中国特色社会主义思想为指导,坚持党对新闻宣传工作的领导,坚持以人民为中心,坚持正确的舆论导向,坚持移动为先、内容为王、创新为要,因势而谋、应势而动、顺势而为,加快构建融为一体、合二为一的全媒体传播格局。

全媒体传播处处有较量,谁定义新闻事件、谁影响价值判断、谁左右舆论走向、谁占据道义高地,如何迎接5G全媒体时代的挑战?

首先,要坚守根本立场。5G时代到来,传播空间信息真假难分、思潮正误并存、文化良莠不齐的情况更加明显,我们必须毫不动摇地坚持党性原则,秉持正确价值取向,坚守神圣责任使命,做好新闻舆论工作。

其次,要以人民为中心。面对传媒业百年未有之大变局,过去由专业媒体人士主导的大众传播,已经变成全民参与的传播,每个人都有可能成为内容提供者、传播者。各级宣传部门、传媒业界人士和传播领域学者,应该顺应广大人民群众的普遍期待,帮助和支持本行业的自媒体人成为优秀内容的生产者、传播者、引领者,以此来赢得5G时代的行业话语优势和行业发展优势。

最后,要坚持内容为王。高质量内容始终是媒体的根本立足点和核心竞争力。全媒体时代,内容生产本身必须创新,在信息领域也要进行供给侧结构性改革。需要我们站在全媒体视角,借助移动互联网思维,打破内容形态的界限,围绕互联网进行内容生产、分发和设计,真正形成围绕5G全媒体形态下的内容生产能力。各单位的口径库建设尤其重要,信息传播的速度将更快,临时抱佛脚写出的应答口径已不能满足需求。具体到每家医院,都需要提前准备口径库。口径库就是对这家医院可能发生的各类突发事件进行预测和评估,把公众可能会问到的每个问题都提前准备好答案。要部门协作、集思广益地贯彻"四步工作法":业务部门起草、法务专家修改、传播专家润色、主要领导放行。业务部门起草内容,表述事实一定要精准;法务专家则负责把关和修改,消除因不严谨而可能导致的诉讼风险;传播专家润色,则是给内容增添"人味儿",让口径变得更有温度,更接地气!

党的十九届四中全会提出,深化党和国家机构改革是推进国家治理体系和治理能力现代化的一场深刻变革。迎接5G全媒体时代挑战,既是媒体加快转型变革的题中应有之义,又是各级卫生健康部门提升媒介素养、提高媒体治理能力的应尽职责,对于推进国家治理体系和治理能力现代化有着重要意义。相信,面对已经到来的5G时代,只要我们按照"正能量是总要求、管得住是硬道理、用得好是真本事"的要求,坚守人民立场,坚持守正创新,推动媒体融合,应势而上、主动作为,就一定能够提高新闻舆论传播力、引导力、影响力、公信力,迎接全媒体时代的挑战,打赢意识形态领域争夺战。

第三章　发展轨迹

一、健康传播的范畴

健康知识科普的理念是什么？一般而言，要用公众听得懂的语言介绍医学知识，与伪科学、伪科普、伪养生作斗争，用权威信息挤压、抵制谣言滋生空间。个人认为，当前更重要的是引导公众合理就医，还原医疗的真实性，揭露医学的局限性，直面死亡的残酷性，将公众对医疗的期望值降低至合理的区间，才能够真正提升公众的医学素养，改善人们的就医习惯，最终营造和谐的医患环境。科普可以介绍医学技术的进展，但要拒绝高精尖、奇迹式、逆人伦和反常识的宣传。

(一)关于健康政策解读

国家卫生健康委员会每年都会发布不少深化医改的政策文件，但社会公众甚至医务人员可能对政策都不是很理解，甚至出现误解、误读。好的政策必须要配套好的解读，国务院也要求各部委"无解读、不发布"。所以近年来，我们充分运用新闻发布会、媒体交流活动、官方网站、政务新媒体等手段加大政策解读力度，更希望各家医疗自媒体和健康新媒体能够发挥网言网语"接地气"的特点，成为政策解读的增效平台。

(二)关于健康事件报道

10年前，社会和媒体对医疗行业和健康事件的评价和报道以负面居多。但近5年来，大家有目共睹的是整个行业形象正不断向好。这首先是由于国家健康惠民政策的不断落实，医疗环境的不断改善，使群众有了切实获得感,具体就反映在舆情这张"晴雨表"上。应该说,在国家不断规范舆论环境的背景下,各类媒体和以健康新媒体为代表的行业话语格局正在发生变化。在健康事件报道中,正能量汇聚在一起,共同创造了不断向好的舆论环境。

(三) 关于健康人物塑造

我们有社会宣传、典型宣传、职业精神和医德医风宣传等一系列活动,近年来还有"时代楷模""寻找最美医生""好医生、好护士"等评选活动,护士节、医师节等时间节点都已成为全行业的节日。那么在人物塑造的过程中要注意什么呢?要避免假大空、渲染式宣传,避免"逆人性"的宣传。相比于光环式的完美和崇高,我们更提倡真实与可及;相比于盲目的表达沉重和悲痛,我们更喜欢轻松与幽默;相比于一味地推崇无私和利他,我们也要追求自己想得到的。深小卫在国际护士节推出的《戏精女护士》和泸州市人民医院在医师节推出的《我是医生不是神》得到了行业内外及全社会的认可,就是两个典型案例。

围绕着健康科普、政策解读、事件报道、人物塑造,我们这些宣传工作者和健康传播者有大量的空间可以拓展,有很多理念需要更新迭代。

二、医疗自媒体的嬗变

近10年来,随着移动互联网的快速普及和媒体的不断融合发展,不少医务工作者和医疗机构纷纷注册微博、微信公众号、头条号等,传播健康科普知识,在网络舆论场产生了大量活跃的自媒体新形态,其中也不乏鱼龙混杂、良莠不齐的现象。国家卫生健康委宣传司、中国医师协会等部门和机构,通过互联网践行群众路线,团结新媒体从业人员和"医学大V"等新阶层人士,依托中国医疗自媒体联盟这种互联网舆论引导新形式,与网络戾气、恶意歪曲、不实谣言作斗争,传递正能量和科学知识,积极引导舆论环境向好发展。

什么是大医生?大多数人的理解是那些医德高尚、医术高超、社会影响力大的名医。那么,400多万活跃在一线的普通医生,能不能也成为家喻户晓的"大医生"呢?当然可以,但那是一条需要用心浇灌的路。长期以来,一些医生锲而不舍地深耕科普,在电视媒体上出镜或创作诸多大部头的科普作品,成了早期的科普名医。在移动互联和自媒体兴起的新时代,尤其是大众对于医疗行业有着前所未有的期望值的当前,关于医疗行业的谣言、抨击、诋毁也在各类媒体平台上不断蔓延,医患关系和社会信任面临着不小的挑战。于是,更多的一线医生抱团上路。他们放下柳叶刀,拿起键盘和笔写出漂亮的科普文章;他们摘下听诊器,拿起话筒和摄像机,成为优秀的流量网红和PGC。结合各自的专长,图文并茂、嬉笑怒骂,不仅打造出了各自的IP,还集合成了拥有2,300多名医疗自媒体的网络联盟。医疗科普的价值,不仅仅在于浅层次的知识灌输,更重要的是弥补线下供给不足的医患之间必要的沟通互动和时间成本。无论是在现实中还是在各大新媒体平台上,他们都是不折不扣的大医生!

近年来,山西、浙江等地卫生行政主管部门纷纷出台政策,鼓励医生利用业余时间进行科普创作,并将其纳入医生职业晋升和职称评定的重要参考标准。《健康中国行动(2019—2030年)》中提出了15项倡议,第一项就是"健康知识普及行动",要求将"健康促进与教育工作"纳入医院和医生的绩效考核,同时纳入医务人员的职称评定。医生做科普这种过去看来"不务正业"的事,如今从政策上做了考核规定和鼓励,从而激发了医务人员开展健康教育科普的积极性,这真是一个好苗头!

三、健康新媒体的迭代

(一)医疗自媒体1.0

所谓医疗自媒体1.0,是在2009年前后依托微博兴起的。那时每逢涉医事件甚至是暴力犯罪事件,舆论几乎一边倒地给医疗界施压,更有不少不规范的传媒机构为了吸引眼球炮制了各种"门"。那个时期的医疗自媒体主要的发声形式是声辩、争斗,为了维护医疗行业和医务人员的权益,不得不采用一些网络暴力风格的表达方式,甚至也被"眼球经济"所迷惑。

（二）医疗自媒体 2.0

2014 年前后，更多医务工作者依托微博、微信公众号、头条号进入舆论场。"湘潭产妇死亡事件"成为一个分水岭，更多的医疗自媒体人运用科普、辟谣的形式，还原涉医事实真相，我们称之为医疗自媒体 2.0 时代。其中，2016 年由国家卫生健康委宣传司和中国医师协会支持发起成立的中国医疗自媒体联盟成为一个标志性事件，"国家队"与"野战军"结盟了。在"纱布门""罗一笑事件""兴平医闹""惠民医闹""规培政策解读"等媒体事件中，医疗自媒体逐步掌握了较为主动的话语权，不良媒体靠歪曲事实来吸引眼球的现象逐渐消失了。3 年来，联盟始终牢牢把握政治方向、舆论导向和价值取向，按照中央新闻舆论工作会议和中央网信工作会议精神，主动作为、积极探索，在打击涉医谣言、树立行业形象、架构医患桥梁、助力深化医改等方面，发挥着积极的联动作用。联盟现已有各省卫生健康委主导成立的省级团体成员 10 个，北京儿童医院、四川大学华西医院等在内的实训基地 20 个，成员（含盟员单位）2,322 个，年产优质网评和科普文章 30 万余篇。据粗略统计，各平台成员累计粉丝数近 3 亿。

（三）健康新媒体 3.0

2018 年以来，医疗自媒体联盟不断在新媒体平台建设上发力，创立了"蝴蝶健康"科普公益平台和"蝴蝶学院"新媒体孵化平台，还举办了首届健康传播金牌讲师大赛。2019 年，经中国医师协会理事会决议，联盟正式更名为中国医师协会健康传播工作委员会，与本次蝴蝶学院金牌讲师决选活动相呼应，标志着医疗自媒体进入了 3.0 时代，我们称之为健康新媒体 3.0 时代。在健康新媒体 3.0 时代，我们把健康传播工作委员会组织成员分为六大类：

第一类是个人类，以医务人员和医学专业人员为主体。2009—2019 年是新一轮医改启动实施的 10 年，医疗圈和舆论场逐渐从"塔西佗陷阱"中走出来，医疗自媒体起到了关键作用，他们生长于互联网，成就于互联网，赢得了网民的信任和支持。

第二类是医疗机构类。在健康传播工作委员会内不按行政、不按级别排序，一视同仁，衡量标准就是这家医疗机构的互联网新媒体传播影响力，为健康行业形象和满足网民健康需求作出的贡献值。

第三类是机构类或垂直媒体类。如丁香园、医学界、健康界等活跃的医生社群平台，以及光明网的光明卫生、人民日报中央厨房·健康37℃工作室、人民健康网、搜狐健康等。之所以百花齐放，前提是大家拥有共同的价值观，坚持科普辟谣，维护医患合法权益。

第四类是产业类。目前有很多优秀、专业的健康企业支撑着我们的国民健康，一起为健康中国战略发声。同时也打压了不良企业的空间，如假药、假医生、虚假保健品等。

第五类是政府机构类。目前已经形成了3,000多家在内的政务新媒体矩阵，可以上通下达，共同发声。如广西卫生健康委的政务新媒体"健康八桂"、深圳市卫生健康委的"深小卫"、北京市卫生健康委的"健康北京"、山西省祁县卫计局的"祁县卫计"等。

第六类是代表患者方和其他行业的自媒体。像"一个有点理想的记者""韩东言""昕飞扬1996"等，提醒我们千万不要陷在医疗圈的语境里自怨自艾，而要站在人民的立场，以人民为中心来看待这个行业，一定要用更加全面的视角来审视行业，来自患者方的声音一定要听，否则还是一个局限的医疗自媒体，很难做到健康新媒体3.0的迭代。

未来已来，让我们继续用良知、专业和新媒体工具，按照习近平总书记的指示，坚持正确政治方向、坚持正确舆论导向、坚持正确新闻志向、坚持正确工作取向，建设全程媒体、全息媒体、全员媒体、全效媒体，不断增强脚力、眼力、脑力、笔力，从而进一步提升健康传播新媒体的传播力、引导力、影响力、公信力，共同来温暖这个世界。有爱有家有力量！

第四章　法律要求

　　2020年6月1日,《基本医疗卫生与健康促进法》正式施行。这部"卫生大法"名称略长,在此前召开的相关研讨会上,专家学者们围绕如何准确体现法律的精神读出法律的名称,有着各自不同的侧重点。有的将之读为"基本医疗卫生　与健康促进　法",有的读为"基本　医疗卫生与健康促进法",还有的读为"基本医疗卫生与健康促进　法"。伴随着意见的提出和认识的深化、更多意见的统一,这部与《刑法》《民法典》《教育法》等重大社会领域中的基础性法律定位一致的法律,也开始规范每一个人的行为,引领社会生活的方方面面,朝着健康中国的方向迈进。①

一、制定《基本医疗卫生与健康促进法》意义重大

　　中华人民共和国成立以来特别是改革开放以来,我国卫生健康领域的改革发展取得了显著成就。同时,工业化、城镇化、人口老龄化、疾病谱变化、生态环境及生活方式变化等,也给维护和促进健康带来了一系列新的挑战。党的十八大以来,我国开启了健康中国建设新征程,统筹谋划、全面推进深化医药卫生体制改革,实施健康中国战略,卫生健康事业发展取得了丰硕成果,积累了宝贵经验,有必要将行之有效的做法上升为法律,巩固改革成果,为继续深化改革提供法治依据和保障。同时,通过立法能够从制度上解决医药卫生体制改革中一些根本性、全局性和长期性的问题,引领和推动医药卫生事业改革发展。

---

① 此章节为《健康报》首席记者叶龙杰根据个人专访全国人大常委会法制工作委员会行政法室主任袁杰文章《用法治引领卫生健康事业发展》一文修改完成。

制定《基本医疗卫生与健康促进法》,有利于保障公民享有基本医疗卫生服务,提高公民健康水平;有利于加强医疗卫生健康领域法治建设。我国卫生健康领域立法取得了巨大成就,目前已制定 10 余部法律,如《传染病防治法》《国境卫生检疫法》《母婴保健法》《执业医师法》《中医药法》《精神卫生法》《献血法》《药品管理法》《疫苗管理法》等,但是缺少一部基础性、综合性法律。这部法律的颁布实施,有利于加强顶层设计,完善卫生健康法治体系。

二、填补了卫生健康领域缺少基本法的空白

2020 年 6 月 2 日,中共中央总书记、国家主席、中央军委主席习近平主持召开专家学者座谈会并发表重要讲话。

"党的十八大以来,以习近平同志为核心的党中央高度重视健康领域尤其是公共卫生领域的法治建设,把以人民为中心、为人民健康服务的理念和健康中国战略上升为法律,构建了以《基本医疗卫生与健康促进法》为基础,以《传染病防治法》《突发事件应对法》《国境卫生检疫法》《药品管理法》等多部法律为主体的公共卫生法律体系,为此次新冠肺炎疫情'坚持依法防控'提供了可靠的法律依据。"参加完这场座谈会后,清华大学法学院教授、卫生法研究中心主任王晨光向记者表示,在有关完善公共卫生法律法规体系的建议发言中,《基本医疗卫生与健康促进法》在会上被提及。

座谈会的前一天,即 6 月 1 日,这部法律开始施行,许多卫生健康领域的人士自发地在微信朋友圈、微博上转发相关消息、点赞。黑龙江省哈尔滨市第四医院老年病科主任高广生就是其中一位。2017 年全国两会期间,时为十二届全国人大代表的高广生提交了一份加快"基本医疗卫生法"立法进程的建议,提出应该"深刻认识到'基本医疗卫生法'是涉及医疗卫生事业的根本利益、保障公民健康权益、关系百姓切身利益、影响我国医药卫生事业长远发展的重要法律"。

2017 年,我国人均期望寿命达 76.7 岁,孕产妇死亡率降至 19.6/10 万;婴儿死亡率和 5 岁以下儿童死亡率分别为 6.8‰和 9.1‰;居民平均就诊次数为 5.9 次,全国医疗卫生机构门诊量达 81.8 亿人次、住院量达 24,436 万人

次,所有三级医院均已开展预约诊疗和优质护理服务,超过 80% 的医院实现同级检查检验结果互认;全国财政医疗卫生支出中医疗保障资金增加到 6,916 亿元,比同期全国财政支出增幅高出 3.1 个百分点,个人卫生支出所占比重持续下降,因病致贫、返贫问题逐步得到解决。

这些成绩有目共睹。与此同时,人们也注意到了一些深层次的矛盾。在 2017 年的全国两会上,许多全国人大代表、全国政协委员在诸多的建议、议案和提案中提及"我国医疗卫生资源存在总量不足、质量不高、结构与布局不合理、服务体系碎片化等现实问题""基层医疗卫生服务能力建设仍存在财政投入不足、基础设施薄弱、骨干力量匮乏等实际困难""随着我国经济的快速发展,我国的人口结构、人们的生产生活方式、疾病谱及自然环境发生的巨大变化,我国居民的健康问题和疾病负担越发严峻"等问题。

"长期以来,我国缺少一部卫生健康领域的基本法。一些涉及卫生的基本法律关系不理顺,如个人与国家的关系、医疗卫生机构与国家的关系、医疗卫生机构与个人的基本服务关系等,医疗卫生服务的公正性和效率都得不到确定的、稳定的保障,以至于我国医药卫生领域矛盾层出不穷。"高广生说,当时摆在人们眼前的有《执业医师法》《药品管理法》《精神卫生法》《医疗机构管理条例》等十几部医疗卫生领域相关单行法律法规,"这些法律法规覆盖范围窄,只能解决某一领域的具体问题,不足以解决全面健康问题"。

全国人大代表、中国工程院院士、天津中医药大学校长张伯礼在 2017 年也提出了一份建议,希望加快制定"国民健康法",垒实健康中国建设基础。

"全面健康问题"表现在,我国经济快速发展的同时,人口结构、生产生活方式、疾病谱及自然环境也发生了巨大变化。张伯礼在建议中列述:自 20 世纪 90 年代以来,人类疾病谱由以感染性疾病为主转向以生活方式疾病、老年病为主,肿瘤、心脑血管疾病、糖尿病、神经退行性疾病等慢性疾病危害人类健康。2013 年,我国心血管病患者达 2.9 亿;全国 20 岁以上人群高血压患病率为 26.6%;成年人群糖尿病患病率为 11.6%;40 岁以上慢阻肺患病率为 9.9%;我国 40 岁以上的居民中,有 2% 左右的人曾患过脑中风;慢性非传染性疾病所引起的死亡人数已占我国人口死亡数的 2/3,慢病占我国医疗支出的 70% 以上。

基本医疗卫生和健康促进,已然是这个有着 14 亿多人口的大国必须重视的工作,制定一部保障公民从生到死、与健康相关的"基本医疗卫生法",对确保我国卫生事业可持续发展、提高医疗卫生服务与公共卫生服务的公平与效率、保护公民健康,意义重大。

三、体现了将健康融入所有政策的新理念

如何建立完善和谐的医患关系? 如何保障医改沿着"保障人民群众健康、促进健康中国建设"的大方向进行? 如何处理好新医改过程中国家、政府、医疗、保健、人民之间多层面、多角度的复杂关系? 承载着解决以上问题的期待,卫生健康领域的"基本法"开始离人们越来越近。

全国人大教育科学文化卫生委员会在 2014 年 12 月组织召开了立法工作启动会议,成立了立法工作领导小组、起草工作小组和专家咨询组。在前期调研的基础上,2016 年年底,法律草案初步形成。

"立法规划中所确定的立法项目名称为'基本医疗卫生法'。当时之所以叫这个名称,主要是一个历史沿袭问题,十届和十一届全国人大立法规划中分别称其为'初级卫生保健法'和'基本医疗卫生保健法'。"全国人大常委会法制工作委员会相关人士介绍,2016 年 8 月,党中央、国务院主持召开了全国卫生与健康大会,随后又颁布了《"健康中国 2030"规划纲要》。这些重大举措和部署,都将卫生与健康工作提到了一个新的高度,丰富了卫生与健康的内涵。为此,2016 年 11 月和 2017 年 4 月,全国人大教育科学文化卫生委员会主任委员办公会议两次就法律名称问题进行过研究,原则同意将法律名称由原来的"基本医疗卫生法"更改为"基本医疗卫生与健康促进法",同时适当扩充法律的调整范围,为健康中国建设提供法治基础。

几经酝酿之后,在 2017 年 12 月 26 日开幕的十二届全国人民代表大会常务委员会第三十一次会议上,《基本医疗卫生与健康促进法(草案)》终于被分发到了与会人员手上。

人们看到,草案上白纸黑字印着:医疗卫生事业是社会公益事业,发展医疗卫生事业要以人民为中心;公民依法享有健康权,国家和社会依法实现、保护和尊重公民的健康权;国家依法维护医疗卫生人员合法权益,保障

医疗卫生人员执业环境;各级人民政府应当将健康理念融入各项政策制定过程……

草案说明中还写着:目前草案所称的"基本医疗卫生与健康促进法"与原名称"基本医疗卫生法"仅多几个字,而"基本医疗卫生与健康促进法"不仅涵盖基本医疗卫生制度建设的主要内容,同时,还从更广泛的健康影响因素入手,充分体现大卫生、大健康,以及将健康融入所有政策的新理念。

在随后举行的全国人大常委会委员分组审议会上,与会人员的心情随着草案的到来进一步释放。当时,全国人大常委会副委员长陈竺表示,作为社会领域方面的重大立法,这部法律不仅关乎人民群众对美好生活的向往,而且关系到全面建成小康社会、夺取新时代中国特色社会主义伟大胜利和实现中华民族伟大复兴的中国梦,关乎着千家万户的幸福。

四、历经了多次征求意见与修改完善

让美好生活的基础更为牢固,需要对法律的每一个条款进行仔细的审议,广泛听取各方意见,加以补充完善。从 2017 年 12 月 26 日开始,该法先后经过十二届全国人大常委会第三十一次会议、2018 年 10 月十三届全国人大常委会第六次会议、2019 年 8 月十三届全国人大常委会第十二次会议、2019 年 12 月十三届全国人大常委会第十五次会议 4 次审议,最终于 2019 年 12 月 28 日审议通过。

在第一次审议时,陈竺提出,将促进健康的理念融入公共政策制定实施的全过程,全面建立健康影响评价评估制度,系统评估各项经济社会发展规划和政策、重大工程项目对健康的影响,健全监督机制的要求。全国人大常委会委员、原卫生部副部长、中国工程院院士王陇德建议,对于现有法律法规中没有明确规定的部门健康工作职责、不落实会严重影响健康中国的进程和目标的实现,而且是别的部门无法代替的职责也要写进法律。也有全国人大常委会委员认为,需要将法律名称改为"中华人民共和国基本医疗卫生保障与健康促进法",一部分讲保障,一部分讲促进。

全国人大常委会对法律草案的第二次审议,在将近一年之后才到来。其间,从控烟、综合监督管理制度到劳动力健康保护,社会各界对法律草案的内容提出了方方面面的修改意见。与此相伴随的是社会高度关注的事件的出现,比如 2018 年 7 月曝光的长春长生问题疫苗案件。

"针对长春长生问题疫苗案件暴露的突出问题,二审稿增加和完善了相关规定,明确国家加强对药品的管理。"在 2018 年 10 月召开的十三届全国人大常委会第六次会议上,《基本医疗卫生与健康促进法(草案)》(二次审议稿)被提交审议。与一审稿相比,二审稿在强基层、人才培养、"三医联动"、药品管理等方面进行了修改和完善。

2019 年 8 月,在十三届全国人大常委会第十二次会议上,《基本医疗卫生与健康促进法(草案)》第三次被提交审议。与二次审议稿相比,三次审议稿进一步增加了"强基层"的内容,明确国家完善对乡村医疗卫生人员的养老政策。同时,对社会力量举办的非营利性医疗卫生机构"开出"更多优惠政策,并规定医疗机构不得对外出租、承包医疗科室。

4 个月之后,2019 年 12 月,在十三届全国人大常委会第十五次会议上,《基本医疗卫生与健康促进法(草案)》第四次被提交审议。草案四次审议稿修改了"三医联动"的内容,进一步明确部门职责分工,加强部门间沟通协调。12 月 28 日,会议举行闭幕会,以 164 票赞成、4 票弃权表决通过了《基本医疗卫生与健康促进法》。

强化我国卫生健康领域的建设,关乎每一个人的健康,也关乎每一位医务人员的切身感受。《基本医疗卫生与健康促进法》通过之后,全国人大常委会办公厅举行了新闻发布会。会上,12 月 24 日发生的北京民航总医院急诊科副主任医师杨文被残杀的事件,成为问答的热点。国家卫生健康委法规司司长赵宁强调,《基本医疗卫生与健康促进法》从法律角度阐明了国家对医务人员的保护,还特别规定了医疗卫生机构执业场所是公共场所。各级政府、相关部门、全社会都要维护公共场所的秩序,而不是仅依靠医院自身。法律责任中的第 105、106 条特别规定了"违反本法规定,扰乱医疗卫生机构执业场所秩序,威胁、危害医疗卫生人员人身安全,侵犯医疗卫生人员人格尊严"都要受到法律惩处,构成犯罪的要依法追究刑事责任。

在表达对杨文医生被杀事件的强烈谴责后,全国人大常委会法工委行政法室主任袁杰表示,《基本医疗卫生与健康促进法》的定位就是基础性、综合性法律,坚持"保基本"的定位,落实"强基层"的举措,强化"促健康"的导向,将有利于加强顶层设计,有利于推动我国卫生健康领域的建设。

五、提供了明确的法律基础和问题解决指引

《基本医疗卫生与健康促进法》的颁布,使医疗保障和健康促进的愿景能够通过法律的落实得以实现,让无论是患者还是医务人员都更具安全感和获得感。未来的每一步,同样也将不可避免直面现实的问题和困难。

关于"保基本",《基本医疗卫生与健康促进法》规定,国家加大对医疗卫生与健康事业的财政投入,通过增加转移支付等方式重点扶持革命老区、民族地区、边疆地区和经济欠发达地区发展医疗卫生与健康事业。

根据 2018 年年底成文的国务院关于财政医疗卫生资金分配和使用情况的报告和全国人大相关调查报告,2013—2017 年,全国卫生总费用由 31,669 亿元增加至 52,598 亿元,年均增长 13.5%,占 GDP 的比重从 5.32% 增长至 6.36%,政府卫生支出由于增速低于卫生总费用的整体增速,占卫生总费用的比重由 30.1% 降至 28.9%。当前政府责任界定不够清晰、履行不够到位,财政投入总量和结构不尽合理,目前财政医疗卫生资金分配和使用主要还是围绕治疗。由于政府对公立医院的投入总体偏少,财政补助收入占公立医院收入的比重平均不到 10%,近年来公立医院收不抵支现象比较严重。

关于"强基层",《基本医疗卫生与健康促进法》规定,国家合理规划和配置医疗卫生资源,以基层为重点,采取多种措施优先支持县级以下医疗卫生机构发展,提高其医疗卫生服务能力。

根据国家国民经济和社会发展统计公报,2016 年全国村卫生室共 64.2 万个,2017 年为 63.8 万个,2018 年为 63 万个。"也就是说,3 年期间消失了 1.2 万个村卫生室。"全国人大常委会委员、安徽省人大常委会副主任谢广祥说,正是由于村卫生室的不足,特别是村医队伍的短缺,加上其他方面因素,使得基层医疗机构门诊量占总门诊量的比例一直在全国呈下降趋势。他建议,在法律具体实施的过程中,要高度重视基层医疗机构,特别是村卫生室和村医的建设。

关于"促健康",《基本医疗卫生与健康促进法》规定,国家和社会尊重、

保护公民的健康权;国家实施健康中国战略,普及健康生活,优化健康服务,完善健康保障,建设健康环境,发展健康产业,提升公民全生命周期健康水平。

根据 2019 年 6 月印发的《国务院关于实施健康中国行动的意见》和《"健康中国 2030"规划纲要》,我国心脑血管疾病、癌症、慢性呼吸系统疾病、糖尿病等慢性非传染性疾病导致的死亡人数占总死亡人数的 88%,导致的疾病负担占疾病总负担的 70%以上。居民的健康知识知晓率偏低,吸烟、过量饮酒、缺乏锻炼、不合理膳食等不健康生活方式比较普遍,由此引起的疾病问题日益突出。肝炎、结核病、艾滋病等重大传染病防控形势仍然严峻,精神卫生、职业健康、地方病等方面的问题不容忽视。为此,要全方位干预健康影响因素,到 2022 年和 2030 年,努力做到全国居民健康素养水平分别不低于 22%和 30%;成人肥胖增长率持续减缓,5 岁以下儿童生长迟缓率分别低于 7%和 5%;城乡居民达到《国民体质测定标准》合格以上的人数比例分别不少于 90.86%和 92.17%。

《基本医疗卫生与健康促进法》出台后,有观点认为,该法是部框架性法律,条文过于宽泛和抽象,缺乏可操作性。对此,王晨光表示,该法的法律地位和立法使命决定了它主要是部框架性法律,很多条文很难具有在具体案件中直接适用的可诉讼性。但是,抽象规范并非无用,而是对具体规范的适用和解释提供了可供依据的法律基础,同时对具体规范的空缺、模糊和冲突问题也提供了明确的法律指引。"法治状态的形成与完善,首先要有一部基础性的法律,然后在此基础上健全法律体系,其后形成完善的机制和制度,并全面推动法律和制度体系的落地与实施。根据本法的要求,下一步将重点建立健全配套的法律机制和体制,从而形成良好的法治状态。"

"《基本医疗卫生与健康促进法》作为我国卫生健康领域首部基础性、综合性法律,已经就医疗机构秩序维护、医疗卫生人员人身安全、人格尊严保护作出全面法律指引。法律的生命在于实践,如何将上述规定通过严格执法、公正司法真正贯彻实施,将是关键。"中国医学科学院医学信息研究所医疗卫生法制研究室主任、中国卫生法学会常务理事/学术委员会副主任曹艳林说。

当前,我国已有医疗卫生相关法律 13 部、行政法规 41 部、部门规章 92 件、规范性文件百余件。"《基本医疗卫生与健康促进法》对全生命周期健康管理和促进做出了立法安排,标志着国民健康保护体系的全面形成。"中国卫生法学会副会长、中国医院协会医疗法制专委会常务副主任委员郑雪倩认为,国家完善卫生健康法治体系,公民养成健康的生活方式,人人参与,才能提升我国健康水平,支撑起朝气蓬勃的健康中国。

当前,新冠肺炎疫情已经进入常态化防控阶段,各项防控举措的落实更有赖于《基本医疗卫生与健康促进法》的实施,以获得更有力的法律支撑。许多地方和部门都在开展形式多样的普法释法活动,让这部法律更快、更好地走进老百姓的日常生活里。同时,对一些法律的具体条文,不同领域、不同视角存在着不同的理解,也亟待通过法律宣教、普法教育活动等方式尽快统一认识,从而争取全民健康的最大公约数。

《基本医疗卫生与健康促进法》是我国卫生与健康领域的第一部基础性、综合性法律,凸显"保基本、强基层、促健康"理念,对发展医疗卫生与健康事业、保障公民享有基本医疗卫生服务、提高公民健康水平、推进健康中国建设具有重要意义。《基本医疗卫生与健康促进法》的制定,充分吸收了各方面的意见,在重要问题上体现了广泛共识,制度规范的全面性、针对性和可操作性进一步增强。在该法施行之际,全国人大常委会法制工作委员会行政法室主任袁杰接受记者专访时表示,制定该法有利于发展医疗卫生与健康事业,用法治引领和推动卫生健康事业发展。

六、立法进程牵动人心

《基本医疗卫生与健康促进法》自 2017 年 12 月以来,先后经过十二届全国人大常委会第三十一次会议、十三届全国人大常委会第六次会议、十三届全国人大常委会第十二次会议、十三届全国人大常委会第十五次会议 4 次审议,于 2019 年 12 月 28 日审议通过,2020 年 6 月 1 日正式实施。

草案研究修改过程中,每次审议都有完善提高。比如,草案一审后,正值国务院机构改革,国家成立了国家医疗保障局,按照机构改革精神,明确了各级人民政府医疗保障主管部门的监督管理职责;长春长生疫苗事件发生后,对预防接种制度进行了进一步修改完善,同时做好与新制定的《疫苗管理法》、新修改的《药品管理法》的衔接。草案二审后,健康中国行动、社会办医等相关文件出台,进一步充实、规范了相关内容。草案三审后,根据各方面的意见进一步增加了有关妇幼健康服务、残疾人康复、公共场所急救设备配备等方面的规定,进一步加强心理健康、健康教育及医疗卫生队伍建设等方面的内容,强化三医联动等。总体来看,草案贯彻以人民为中心、为人民健康服务的卫生与健康工作方针,落实宪法规定,先后经过4次审议,充分吸收了各方面意见,为新时期保护人民健康做出了基本制度安排。

这次抗击新冠肺炎疫情,是对国家治理体系和治理能力的一次大考。2020年2月召开的中央全面深化改革委员会第十二次会议强调,要强化公共卫生法治保障,全面加强和完善公共卫生领域相关法律法规建设。《基本医疗卫生与健康促进法》在疫情发生之前完成了立法工作,在加强专业公共卫生机构建设、发生突发事件时的应急处置和医疗救治、医药储备、资金保障等方面做了较为系统的规定。新冠肺炎疫情发生以来,该法的重要性、必要性凸显,有关突发事件卫生应急、传染病防控等方面的规定,如"建立传染病防控制度,加强传染病监测预警,坚持联防联控、群防群控、源头防控、综合治理,阻断传播途径""任何组织和个人应当接受、配合医疗卫生机构为预防、控制、消除传染病危害依法采取的调查、检验、采集样本、隔离治疗、医学观察等措施"等,为科学依法开展防控工作提供了指引。今后,随着《基本医疗卫生与健康促进法》正式施行,我国的疫情防控工作也将有更为坚实的法治保障。

七、平衡取舍各方意见

社会各方面对《基本医疗卫生与健康促进法》都非常关切。该法先后3次征求社会公众意见,分别收到57,075、6,023、8,320条意见。大家对这些意见都进行了认真梳理研究,重点从以下几个方面入手修改完善草案。

一是着力"保基本",从现阶段国情和实际出发,保障基本医疗卫生服务公平可及;二是着力"强基层",针对基层医疗卫生服务能力薄弱的问题,坚持以基层为重点,加强基层医疗卫生机构和人才队伍建设,筑牢网底;三是着力"促健康",从以治病为中心向以人民健康为中心转变,强化健康教育、爱国卫生运动、环境保护、食品安全、全民健身等健康促进措施;四是着力"促改革",将医药卫生体制改革实践证明行之有效的分级诊疗、家庭医生签约服务、医联体建设等措施,上升为法律,增强制度刚性,加强三医联动,形成制度合力。

第五章　基本认识

一、核心概念

(一) 健康传播

早在 1994 年,美国传播学者罗杰斯(Everett M. Rogers)就提出了流传广泛的健康传播定义,即"健康传播是一种将医学研究成果转化为大众的健康知识,并通过态度和行为改变,以降低疾病的患病率和死亡率、有效提高一个社区或国家生活质量和健康水准为目的的行为"。可以说,健康传播是一个多学科交叉的传播研究领域,涵盖医学、公共卫生学、传播学、社会学、心理学和教育学等内容,在广义上包含了一切涉及健康的传播,是科学与艺术的完美融合。

具体来说,健康传播是通过各种渠道,运用各种媒介和方法,为维护和促进人类健康而进行收集、制作、传递、分享健康信息的过程,[①]是普及健康知识,传授健康技能,提高患者和公众的自我保健能力,解决人类健康问题,保护和促进健康的重要策略,是连接医疗、健康专业领域和公众健康问题的桥梁。[②] 通过健康传播,可唤醒公众的健康意识,提高社会整体卫生水平和公众的健康素养,也可影响决策者制定更有利于公众健康的卫生政策。在突发公共卫生事件处置中,有针对性的健康传播还具有传播权威信息、满足公众的知情需求、正确引导舆论和消除公众恐慌的作用,有利于社会稳定和

---

① 田向阳.健康传播学[M].北京:人民卫生出版社,2017.
② 张自力.健康传播研究什么——论健康传播研究的九个方向[J].杭州师范学院学报(社会科学版),2005(5):6.

调动公众主动积极配合事件的处理工作。①

　　长期以来,传统媒体一直是健康传播主要的传播渠道,但新媒体作为一种新兴的传播媒介形式,已经逐渐成为人们获取信息的主要渠道。目前,新媒体(以抖音、微博、微信为主要传播媒介)与健康传播的紧密结合逐渐成为探索健康传播效果的研究热点。

　　(二)健康传播要素

　　(1)健康信息把关人。健康信息把关人是健康传播活动中的关键一环,把关人要深入了解医学发展前沿,不断更新知识,学习新理论和新方法,避免传递错误信息,误导群众。健康信息把关人的职责包括选择合适的受传者和扩大传播双方共通空间。空间范围越大,传播效果越好。

　　(2)健康传播者。健康传播者是指健康信息的发出者和健康传播活动的实施者或机构,一般为接受过系统医学教育的人员、传媒从业者。健康传播者的权威性、影响力、人格魅力以及人际传播技能,是影响传播效果的重要因素。

　　(3)健康信息。健康信息是根据传播目的和受传者需求而设计的信息。健康信息内容需要具有正确性、针对性、科学性、完整性和指导性,并兼具通俗性、文化适应性、艺术性和情感性等特点。在传播过程中,同一健康信息可以反复强化,并根据信息反馈进行二次传播。

　　(4)媒介渠道。媒介渠道是指健康传播活动的媒介与载体,包括各类媒体、组织机构、公共场所、人际关系等。健康传播渠道的选择要满足针对性、时效性、可及性和经济性等要求,并应注意媒介组合策略的使用,以保证传播效果。

　　(5)传播受众。传播受众指的是信息传播的接受者,既可以是某个个体,也可以是某个群体或某个社会组织。健康传播受众即健康信息的接受者或健康传播活动的参与者。

---

① 清华大学国际传播研究中心.第一届中国健康传播大会论文集[C].北京:清华大学国际传播研究中心,2006.

（6）效果与反馈。效果与反馈是指通过开展健康传播活动,使受众在健康观念、健康态度、健康技能、健康素养、健康行为和健康状况方面产生的改变。[①]

（三）重大突发公共卫生事件

依据 2003 年 5 月 7 日国务院第 7 次常务会议通过的《突发公共卫生事件应急条例》,突发公共卫生事件是指突然发生,造成或者可能造成社会公众健康严重损害的重大传染病疫情、群体性不明原因疾病、重大食物和职业中毒以及其他严重影响公众健康的事件。该类事件包括公共卫生状况恶化、生物病媒、传染病动物宿主异常、病原体重大变化、传染病早期征兆等具体内容。在国际上,世界卫生组织则根据《国际卫生条例(2005)》将国际关注的突发公共卫生事件定义为"通过疾病的国际传播构成对其他国家的公共卫生风险,以及可能需要采取协调一致的国际应对措施的不同寻常事件"。

根据事件性质、危害程度、涉及范围,突发公共卫生事件可划分为特别重大(Ⅰ级)、重大(Ⅱ级)、较大(Ⅲ级)和一般(Ⅳ级)四级。本书所指"重大突发公共卫生事件"即包括特别重大(Ⅰ级)和重大(Ⅱ级)突发公共卫生事件,主要包括:①肺鼠疫、肺炭疽在大、中城市发生并有扩散趋势,或肺鼠疫、肺炭疽疫情波及 2 个以上的省份,并有进一步扩散趋势;②发生传染性非典型肺炎、人感染高致病性禽流感、新型冠状病毒肺炎等,并有扩散趋势;③涉及多个省份的群体性不明原因疾病,并有扩散趋势;④发生新传染病或我国尚未发现的传染病发生或传入,并有扩散趋势,或发现我国已消灭的传染病重新流行;⑤发生烈性病菌株、毒株、致病因子等丢失事件;⑥周边以及与我国通航的国家和地区发生特大传染病疫情,并出现输入性病例,严重危及我国公共卫生安全的事件;⑦国务院卫生行政部门认定的其他特别重大突发公共卫生事件等。

---

①　郭智卓.新媒体环境下的健康传播研究[J].新闻世界,2014(4):159-161.

二、内容分类

美国学者罗杰斯认为,人类传播的类型只要涉及健康的内容,就是健康传播。健康传播是以传播为主轴,借由四个不同的传递层次将健康相关的内容发散出去的行为。这四个层次是:自我个体传播、人际传播、组织传播和大众传播。自我个体层次,如个人的生理、心理健康状况;人际层次,如医患关系、医生与患者家属的关系;组织层次,如医院与患者的关系、医护人员的在职训练;大众层次,如媒介议题设置、媒介与受众的关系等。根据不同的分类方法,学界专家把健康传播分为多种类型。本书主要按照传播方式和传播目的将健康传播进行分类。

(一)按照传播方式与渠道分类

1. 人内健康传播

人内传播又称内向传播、自身传播,是个人接受外界信息后,在头脑中进行信息加工处理的过程,是人类最基本的传播活动,是一切传播活动的前提和生物学基础。人内健康传播即通过健康传播者的健康信念、价值观念的传递影响受传者,让受传者在心理上产生认同感,并经过健康政策、法规、理论的学习,达到健康传播的目的。

2. 人际健康传播

人际传播又称人际交流或亲身传播,是指人与人之间面对面直接的信息和情感交换。它是个体之间相互沟通最基本的传播形式和建立人际关系的基础。人际健康传播,就是通过人际传播的方式进行健康教育、健康促进,开展患者咨询、健康咨询、行为指导、健康保健技能传授等,以逐渐消除传播者与传播受众之间的信息交换障碍。人际健康传播的特点是不受机构、媒介、时空等条件的限制,有益于提高传播的针对性。

3. 组织健康传播

组织传播包括自我传播和人际传播,是组织之间和组织内部成员之间的信息交流活动,是有组织、有领导、有一定规模的信息传播。组织健康传播是指运用传播活动,在复杂的医疗保健系统中,协调不同组织机构、动员专家、分享健康信息,促使多学科健康服务的提供和相关健康危险因素的防控。

4. 大众健康传播

大众传播是职业性信息传播机构和人员通过广播、电视、电影、报纸、期刊、书籍等大众媒介和特定传播技术手段,向范围广泛、为数众多的社会人群传递信息的过程。大众健康传播通常研究相关信息的编写、发送和应用。这些信息往往通过大众媒体进行传播,以促进健康教育和医疗保健实践。

5. 群体健康传播

群体传播是指非组织群体的传播活动,是非正式组织的活动,不受约束,有更大的自发性和随意性。群体健康传播主要是指医护人员、健康保健人员、社会组织、伦理学委员会和家庭等群体成员之间分享健康信息,并作出健康保健决策的行为。

(二)按照传播内容与目的分类

1. 医患传播

医患传播是指医患之间就有关疾病的诊断、治疗和康复等进行的信息和情感的共享活动。有效的医患传播有利于医生做出准确的诊断,并有益于进行患者知情同意的、恰当的治疗。医患传播技能是医学职业技能的基石,良好的医患沟通在准确问诊、建立医患信任、提高依从性、改善治疗效果、减少复发和医疗事故方面,都发挥着关键作用。

2. 健康教育

通过有计划、有组织、有系统的社会教育活动,使人们自觉采纳有益于健康的行为和生活方式,消除或减轻影响健康的危险因素,预防疾病,促进健康,提高生活质量,并对教育效果作出评价。健康教育的核心是教育人们树立健康意识、促使人们改变不健康的行为生活方式,养成良好的行为生活习惯以减少或消除影响健康的危险因素。健康教育能帮助人们了解哪些行为是影响健康的,并自觉地选择有益于健康的行为和生活方式。

3. 健康促进

健康促进是指运用行政的或组织的手段,广泛协调社会各相关部门以及社区、家庭和个人,使其履行各自对健康的责任,共同维护和促进健康的一种社会行为和社会战略。健康促进的工作领域包括促进有益于健康的政策的制定、出台或改革;促进健康支持性环境的创建;帮助人们发展和掌握健康技能;促进以预防为导向的健康保健服务的提供等。

4. 风险传播

风险传播是指通过提供健康信息,减少公众在突发公共卫生事件中的焦虑和恐慌情绪,并提出协助应对危机的建议的过程。有效的风险传播能够快速提高人们应对、防范突发公共事件危害的意识和技能,消除无谓的恐慌情绪,保持社会稳定。

5. 健康倡导

健康倡导是指利用大众传播媒介传播或宣传有益于健康的政策、规定和项目,帮助人们树立健康理念,认识自身健康,进行自我健康管理和科学的健康消费,为家人做出合理的健康决定,促使人们改善或保持有益于健康的行为,促进建立大健康、大保健理念体系。

三、传播特点

传播是人类的本能、基本方式和存在方式,自从有了人类就有了传播。一般来说,传播具有双向性、共享性、快速性、广泛性等特性。它在社会关系中进行,又是一定社会关系的反映;它是一种行为及活动的过程,也是一种系统。健康传播作为一种以传播健康信息为特征的社会行为,具有一切传播行为共有的基本特性,但也具有其自身独有的特点和规律。具体来说包括:

(1)健康传播对传播者有特殊的素质要求。从传播的一般意义讲,人人都具有传播的本能,人人都可以做传播者。但对于健康传播者有特定的素质要求,需具有一定的医学或健康科学教育背景,负有健康传播职能的机构和人员是健康传播的主体。

（2）健康传播传递的是健康信息。健康信息是一种宝贵的卫生资源，泛指一切有关人的健康的知识、观念、技术、技能和行为模式。由于所传的信息关系到人的生命与健康，因此，科学性是健康传播的第一要旨。①

（3）健康传播具有明确的目的性。它以健康为中心，力图改变个人和群体的知识、态度、行为，使之向有利于健康的方向转化。突发公共卫生事件的健康传播，目的在于消除环境的不确定性，以求更好地生存和发展。具备明确目的的健康传播活动，对控制事态、稳定情绪和保证社会安定意义重大。

除上述特点外，重大突发公共卫生事件下的健康传播，在全媒体时代快速发展的背景下，还具有以下四个明显特征：

1. 传播过程的复合性

1960 年，有美国学者针对传播过程提出，传播是一个动态过程，是一组复杂的结构，本质是变动，即各种关系的相互影响和变化。世界上没有抽象的传播，总是在一定的结构中进行的。但传播是运动的、多元的、复杂的，而非孤立的、静止的。健康传播的过程具有复合性，多表现为多级传播、多种途径传播及多次反馈。

2. 传播渠道的多向性

近年来，媒介形式的变革带来了健康传播的颠覆性变化，健康传播由精英主导的单向度线性模式转变为多向互动的平等对话模式。② 而在重大突发公共卫生事件中，同一时期由几方同时担任信息制造者、传递者和接受者的传播形态更加突出。

3. 传播内容的情感性

健康传播是一种有情感参与的传递活动，是目标人群的参与和体验，是传播者与传播对象建立关系的过程，是一种从未知到已知的过程，是对传播对象潜在需求的一种激发。重大突发公共卫生事件中，健康传播的情感性因素被放大。由于疫情来势汹汹，公众在获取健康信息的同时，亟须带有情

---

① 田向阳.健康传播理论与实用方法［M］.北京：人民卫生出版社，2017.
② 苏婧.健康传播 4.0：从精英主导到平等对话［J］.新闻战线，2017（12）：15-16.

感性的内容进行情绪安抚和心理调节。

4.传播主体的协作性

自新冠肺炎疫情暴发以来,各级政府、公立医院和各类官方组织的"国家队",成为抗击疫情的中坚力量。与此同时,各地的公益组织、企业、志愿者等民间力量同样表现出色,为控制疫情发展、稳定社会秩序,作出了不可磨灭的贡献。中国医师协会健康传播工作委员会抗击新冠肺炎疫情健康传播紧急战队作为其中的典型代表,由中国医师协会健康传播工作委员会汇集各方专家、各方力量临时组建而成,是政府与民间力量合力抗疫的有益探索,是新时代走好党的群众路线的有力尝试。

实践篇

习近平总书记于 2020 年 2 月 10 日在北京听取湖北省疫情防控工作汇报时要求,加强舆论引导工作,及时发布权威信息,公开透明回应群众关切,增强舆情引导的针对性和有效性。面对这样一场重大突发公共卫生事件,民众盼望真相,媒体渴求信息,世界需要分享,健康传播不能缺席,健康传播工作者责无旁贷。

在国家卫生健康委宣传司、中央网信办网络评论局、中国医师协会的指导下,中国医师协会健康传播工作委员会于 2020 年 1 月 23 日组建"抗疫紧急战队",以互联网为战场,关口前移,创新联动,以科普辟谣、舆情引导、形象传播、基层指导为主线,探寻 5G 时代媒体融合发展背景下重大突发公共卫生事件健康传播的实践新路。现将实践经验如实呈现,将其中的体会、感悟、收获一并分享,以飨读者。

实践一 "云模式"下协同作战

2020 年 1 月 25 日,习近平总书记主持召开中共中央政治局常务委员会会议,在研究疫情防控工作时强调,生命重于泰山,疫情就是命令,防控就是责任。中国医师协会健康传播工作委员会同样闻令而动,组建健康传播"抗疫紧急战队",开展"云模式"下的协同作战。

一、快速响应

1 月 23 日,中国医师协会健康传播工作委员会通过官方微信平台在全网第一个发出号召《战斗吧,健康传播者!让我们共同打赢这场疫情阻击战》,健康传播工作委员会的 10 个省级团体成员、2,981 个成员以及全国健康传播者们积极响应,拿起医学和传播的武器阻击疫情。

1 月 24 日下午,健康传播工作委员会执行委召集各省级分盟负责人召开紧急微信电话会议,就健康传播阻击战进行了紧急会商,决定组建健康传播"抗疫紧急战队"。

二、搭建平台

通过先后 3 批互联网招募,全网共遴选战队志愿者 281 名,分成总协调组、专家组、健康科普组、紧急辟谣组、政策宣传组、现场报道组、外联技术组、地方指导组、编辑制作组、线索收集组等 10 个小组,基于地域的不同,果断创新采用"云模式"协同作战(见图 1)。

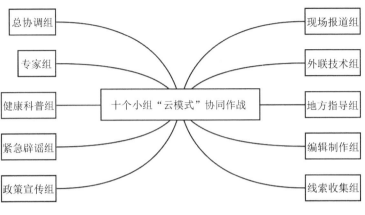

图 1 "云模式"协同作战

三、专业引领

5G 时代,媒体融合发展,舆情瞬息万变,新冠肺炎疫情期间的健康传播工作面临重大挑战,需要专业引领。为此,中国医师协会健康传播工作委员会找准定位,创新建立一套"云指挥"体系。

一是以指南为引领。疫情期间,健康传播工作委员会先后发布了四版《抗击新冠病毒感染肺炎疫情健康传播指南》,根据疫情防控进程阶段性传播的要求适时更新(见表 1),并下发至 2,953 个联盟成员和各地健康传播者,发挥传播引领作用。

表 1 传播指南适时更新

1 月 27 日	疫情防控胶着攻坚阶段
2 月 4 日	复工前夕
2 月 19 日	各地陆续复工复产
3 月 23 日	全球疫情不断升级

二是以共识为抓手。健康传播工作委员会邀请来自北京大学、清华大学、中国传媒大学等高校的 21 位国内知名健康传播学者以及医学伦理专家,权威发布了《抗击新型冠状病毒肺炎疫情健康传播伦理共识》,全网共有

21,256 人参与共识接力,《中国医学伦理学》杂志首发,知网下载次数达 1,935 次。

三是以公众需求为切入。健康传播工作委员会针对公众风险认知、行为改变和心理情绪影响先后组织了三次大型网上问卷调查,3 万多名受众参与了调查,调查报告客观评价了健康传播工作在公众中的效果。

四、实践成果

中国医师协会健康传播工作委员会"抗疫紧急战队"于 2020 年 1 月 23 日正式组建,3 月 31 日正式收编回营。其间共生产原创科普作品 11,500 余篇,传播总量达到 120 多亿;共计辟谣 520 余篇,总访问次数(PV)达到 6.9 亿,总访问人数(UV)达到 3.12 亿;发布一线抗疫、权威辟谣、防护科普等类型视频 8,126 个,单篇最高流量作品《2.14 你是最美的未婚妻》流量达到 4578.8 万人次。战队成员以直播形式科普的流量达到 177 亿人次,有效引导了公众的互联网信息传播行为,为稳定公众情绪起到了积极的作用。

战队打造的全网最早战疫"云平台"上,央视频直播累计观看人次达 1.34 亿,微医上 52,979 名医生在线提供咨询 1,685,511 例,喜马拉雅《疫情防护科学指南》播放量达 2,324 万次,心理 24 小时专栏提供咨询 94,523 例,心理手册总共被领取 1,597 次,学而思观看人次达 30 多万,医师服务平台阅读量达 50 万,一线防控战报专栏收到各方投稿 4,000 余篇。

疫情期间,健康传播工作委员会充分借力融媒体时代的融合之力,聚合全网健康传播力量,创意开展了大量且形式多样的活动,极大地推动了防疫知识的普及,消除了公众恐慌,增强了抗疫信心。其中颇具代表性的活动有与《中国家庭报》、中国广告协会联合推出的吴京等三百余位明星防控疫情公益科普海报和"致敬最美逆行者"公益科普视频以及"龙抬头"和"巾帼英雄,点亮中国"系列海报,全国百万个重点场所广告大屏播放,包括 235 个偏远农村地区,此项行动义务投入宣传的媒体刊例总价超过 19 亿元;与今日头条联合推出的"戴口罩拜年"特别活动,参与讨论人数达 19 万人,阅读量达 9 亿人次;与国家卫生健康委卫生健康文化推广平台、腾讯微视联合推出的"洗手舞"大赛,全网话题阅读量超 4.7 亿,话题讨论数破 50 万,鲍春来等众多明星和中国医科大学第一附属医院等众多医疗机构广泛参与。通过这些创意活动,"勤洗手""戴口罩"以喜闻乐见的形式被传递给公众,以指尖之力播撒正能量。

抗疫前夕,健康传播工作委员会联合今日头条发起的"2020春节医路守护话题",讨论数为7.3万,阅读数为5亿;与快手联合发起的"健康守护者假期我值班"线上活动共收集作品1,569条,总观看数超过14.1亿次。疫情期间,健康传播工作委员会联合快手启动"医"无反顾、战"疫"时刻话题,征集短视频作品1,900余部,总播放量近25亿人次;与国资小新联合推出"捐献血浆倡议";与抖音等联合启动"战胜疫情dou行动";与轻松筹联合推出"致敬最美逆行者"特别策划,为500名出征队员微信群连线央视名主播尼格买提;与一批青年艺术家们联合推出"抗疫战士画像"油画海报系列;每日定时推出"抗疫日记"海报等。在爱中坚定信心,这些创意活动为舆论融入了更多暖色调,营造了风雨无阻向前进的浓厚氛围。

健康传播工作委员会通过"云模式"协同作战,以网民关心的具体内容为导向,按照各平台的特点,为全社会疫情防控工作提供了强有力的信息输出和服务支持,真正实现了一个页面链接全网资源,积极探索了一条平台间深度融合之路,为坚决打赢疫情阻击战充分发挥了聚合共振效应。

《中国青年报》、腾讯全媒派、传媒茶话会等专题解读了《抗击新冠病毒感染肺炎疫情健康传播指南》和《抗击新型冠状病毒肺炎疫情健康传播伦理共识》。瞭望智库专门刊文,认为"元宵云晚会"在48小时内完成了一场链接全国各大城市救援医院的精彩晚会,不仅刷新了历史上的晚会筹备时间,更是一次集群众创意、群众行动、群众力量的特别行动。网友们隔空点赞的背后是同舟共济的壮举,是众志成城的信念!新华社、中国网等聚焦报道了"315+E"云打假健康科普晚会,高度赞誉科学精神下的强大科学普及能力,并希望能不断巩固长效常态化推广下去,让辟谣成为一场持久的全民战役。学习强国、《第一财经》撰文《疫情阻击战背后:60天的"信息抗疫"》,认为紧急战队这支科普奇兵,在让人民掌握抗疫的"科学武器"方面发挥了重要作用。

五、专家点评

这场特别战"疫"发生于 5G 时代媒体融合发展的背景下,传播介质、传播形式及传播内容都发生着深刻转型。健康传播领域的挑战和机遇并存,可以说,此次疫情,是对健康传播工作者的难得考验,是开展健康传播工作的必要实践。聚焦"云模式"下的协同作战,有以下四方面亮点。

一是模式创新。健康传播工作委员会的成长基因中有着强大的新媒体编码,为在这场特别战疫中充分娴熟地运用"云模式"开展工作提供了可能性和基础。第一时间联动 21 个权威机构推出"战疫"全媒体平台、组织"元宵云晚会"和"315+E"云打假健康科普晚会、向全国医疗界发起的"云招募"义诊医生、为疫区人民提供的"云义诊"、为 4.2 万名出征队员提供的"云英雄谱"、为决策层提供咨文的"云智囊团"、针对基层医疗机构的"云培训"等,这些"云模式"的创新运用直接打破了疫情带来的地域困境和人员困境,将健康科普有效传递给目标受众。

二是高效运作。抗击疫情就是在和病毒赛跑。"云模式"下,战队各分支协同作战,始终保持"紧急"状态,24 小时在线战斗。对于突发重大舆情,舆情指导组用紧急专报第一时间预警,为阻断事态恶化赢得了时间;发现谣言时使用联动机制实时辟谣,及时阻断了谣言传播链;48 个小时内筹备"元宵云晚会"、29 个小时内筹备"315+E"云打假健康科普晚会,突破了一次次时间的极限,都彰显着抗疫后方战场健康传播者的决心和效率。防控知识的普及是紧急战队的主要职能,紧急战队超前思维,在短视频平台重点发力,发挥"短频快"的优势,战队成员大量优秀科普视频达到千万流量,广为流传,效果可及,为健康传播工作效率树立了新的标杆、提供了新的标准。

三是秉持专业。5G 时代,信息泛滥,真假难辨,传播迅速。在某种程度上,健康传播的核心就是真相和谣言的赛跑。战队充分依托健康传播工作委员会的"专家力量",强调"专业把持"、发放"专业指南"、推出"专家共识"、开设"专题专栏"、启动"专业认证"等,大量优质科普内容的生产贯穿于抗疫全过程,坚持一心为民的职业操守,成为一支阻击疫情强有力的专业力量。

　　四是形式多样。战队成员找准新媒体时代的传播特征,科普内容不仅专业而且有趣,借力动漫、脱口秀、配音秀等形式不断创新,实现了有效的"破圈破层"。拥有3万余人参与的网调结果显示,公众防控知识认知大幅提升,并有效影响了公众行为。这一专业性特点,保障了专业性内容供应充足,为疫情后续工作中的健康科普知识传播储备了充足的"弹药"。

实践二　专业指导推动传播

抗击新冠肺炎疫情的过程中,各种相关信息不断涌现,公众渴望真实、权威的报道。同时,随着疫情形势的不断变化,媒体报道的范围从"包罗万象"到有所侧重,议题从浅显到深入,也需要及时、有效地加以引导,这都给健康传播工作者带来了严峻考验。中国医师协会健康传播工作委员会找准定位,精准发力,有效引领,以"推动传播"为出发点,以"专业指导"为发力点,适时发布了四版《抗击新冠病毒感染肺炎疫情健康传播指南》(以下简称"指南")。

一、紧跟防控进程作更新

指南根据疫情防控进程阶段性更新,分别于 2020 年 1 月 27 日疫情防控胶着攻坚阶段、2 月 4 日复工前夕、2 月 19 日各地陆续复工复产、3 月 23 日全球疫情不断升级等时间节点进行更新,下发至 2,953 个联盟成员和各地健康传播者,从源头上发挥引领作用。微信公众号"传媒茶话会"等传媒领域重要意见领袖对指南内容进行了深度剖析,并总结为《24 条疫情报道建议,媒体人快收藏!》,受到了广泛关注与好评。

尤其是在疫情防控中后期,媒体报道的侧重点已不单单围绕疫情的趋势研判、拐点预测展开,疫情给经济社会带来的影响等深层次议题所占比重开始逐步加大。例如,媒体报道的重点,除了与疫情密切相关的健康类、政策类话题外,开始增加疫情影响等评估类报道,复盘、分析、反思、总结等字眼被更多地提及。指南针对上述传播特点作了适时更新,以加强指导。

指南通过深入分析发现,上述传播趋势的转变首先体现在具体从事报道的媒体工作者上,"能否敏锐地识别权威的拐点预测信息?""能否察觉除湖北地区外，其他地区的综合政策施行，比如对复工的政策引导等?"其次体现在媒体机构的编辑思路中，"能否及时地对本媒体的疫情报道进行梳理、盘点?""能否结合疫情本身，选取科学、客观、恰当的角度进行总结报道?""能否将人性化的健康故事与综合的政策措施进行结合?"另外，在进行分析研判时，尤其需要体现融媒体的思路，以更丰富、更立体的方式展现这一特殊时期的写照。

二、立足健康科普作指导

疫情期间，指南旨在为健康传播工作者提供原则性、方向性、阶段性指导与参考。本着及时、前瞻的撰写原则，指南一方面对于当前健康传播层面最突出的问题及时进行方向性指导；另一方面对于下一阶段疫情防控可能出现的新情况，从传播议题、传播方式等角度进行研判与指导。

指南不断强调健康传播的基本伦理、原则，为健康传播人士提供基础的价值观层面引导。从撰写伊始，指南即高度关注农村地区、老人、女性等容易为舆论场所忽略的特殊群体的权益，并最早提出防止疫情期间"污名化"问题，同时对健康科普提供"场景化"的趋势指导。

三、分析议题特点作参考

媒体关于新冠肺炎疫情的报道，要关注疫情相关核心信息、防控措施、治疗方案、个人防护、心理疏导等多方面的议题。上述议题虽然时效性都很强，但呈现形式不同。核心信息、防控措施、治疗方案等议题，以动态跟进为主，媒体关注度高，反应速度快；个人防护类议题主要体现服务性，如佩戴口罩、居家隔离防护、办公场所防护等；心理疏导类议题实际上是伴随着疫情发展出现的新议题，更多以话题、专题的形式出现。

指南指出，应从内容生产端口把握输出统一这一重要问题。机构内外口径统一，实际上指的是信息发布机构内外口径统一。媒体在进行疫情报道时，尤其需要注重这一点。冲突的信息，会在舆论场上制造混乱局面。

比如，1 月 26 日，湖北召开了新闻发布会。省长表示物资紧张，市长表示物资充足，这类信息就会在公众层面引发疑问，物资到底是充足还是紧张？第二天，湖北方面也对此进行了解释。但媒体在报道的时候，首先就要关注到这类冲突信息，就要甄别，发现信息冲突时，就要及时求证，不能原文照搬。

再如，2月12日，湖北新增新冠肺炎病例14,840例（含临床诊断病例13,332例）。湖北新增病例数暴增？临床诊断病例又是什么？这种数据突然的变化，在疫情期间会引发大范围关注。国家卫生健康委员会和各媒体纷纷跟进，进行了解读，暴增是由于湖北的数据统计标准有变化，增加了临床诊断病例，是为了更好地防控疫情。

疫情期间，数据和疫情阶段的口径是尤其需要注意的，公众会非常敏感。比如疫情拐点，一位专家说还有三五天，另一位专家说还有十几天。这种广义上的口径统一，媒体也需要关注。在就某个关键事实，出现多方显著不同的判断时，一要求证，二要平衡展现，要告诉公众现在观点是多元的。

四、抗击疫情谣言作助力

不实信息会给公众带来困扰，甚至造成不必要的恐慌与伤害，需要媒体从业者分辨，需要健康传播工作者重视。指南建议，首先，媒体发布信息时，需要再三核实信源，寻求权威论证；其次，媒体要及时收集受众、网民传递的信息，确保能够及时获取线索，当发现谣言时，立即寻求专家论证，及时扩散、分发，正本清源。

指南尤其关注媒体在辟谣工作中的角色并给予了指导。造谣一张嘴，辟谣跑断腿。谣言也分很多种，一种是带有明显恶意的谣言。比如，此前网络上传言病毒发生了变异，还指出某地490例确诊病例里有40%感染的是全新变异的病毒，引发了人们的恐慌。媒体在遇到这类谣言时，一定要迅速采取行动，向本地或国家权威部门、权威专家进行求证。尤其要克制、谨慎，不能冲动发布。这次疫情期间，腾讯较真平台就实时推出了辟谣信息，是辟谣工作中的一支重要力量。

另一种是装扮过的传言、误导性信息。比如，这次疫情期间的"双黄连治疗新冠肺炎"一事就引发了公众抢购。这类信息是以权威机构名义发出的，带有很强的引导性。但在疫情期间，媒体需要对信息进行谨慎核实，对于对疫情防控有重大影响的信息,尤其要经过多重信源核实。

还有一种是似是而非的信息,比如,摄入维生素 C、吃 9 个鸡蛋就能预防新冠肺炎。这类"谣言"制作简单,似乎"放之四海而皆准",对疫情防控不一定会造成很大的负面影响。媒体在进行澄清的时候,就需要把握报道尺度。比如,针对吃维生素能预防新冠肺炎的信息,一方面告诉公众此信息不实,另一方面告诉公众维生素的确能提高抵抗力,应适量摄入。

五、梳理指南内容作总结

第一,指南注重前瞻性。指南提出,要警惕宣传工作中"过度拔高"等错误思维。大灾大难面前,媒体报道中会涌现大量典型人物,这种典型宣传值得肯定,对作出重要贡献的、感人的人和事进行报道,是宣传工作的重要组成部分。但是,"过度拔高"需杜绝,比如报道怀孕九个月的医护人员上一线、流产 10 天后就上一线、亲人过世也忍痛继续工作等。上述这些报道都在舆论场上引发了不小的争议。

这类"过度拔高"的报道,容易用极端的个体道德水准来抹杀其中共通的人性部分,会大幅度提升公众期待,同时给其余一样勇敢抗疫的医护人员带来很大的心理和社会压力。比如,疫情早期,有医护人员为了减少感染风险,剪了短发或剃了光头,后来就引发了效仿。那么不愿意这样做的人,是不是就不勇敢、不伟大了呢?"过度拔高"的初衷往往是美好的,但却会造成"尴尬"的局面。健康传播报道中,媒体需要呈现更多医护人员的专业形象和职业精神,保持在基本的人性关怀和理解层面。

第二,指南注重科学性。疫情报道,尤其是涉及疫情防治的核心报道,要具有一定的科学、专业门槛,一旦"把关人"角色缺失,就会引发困扰。比如,有媒体报道,中国科学院上海药物所和武汉病毒所联合研究初步发现,中成药双黄连口服液可抑制新型冠状病毒。报道刊发次日就引发了公众抢购,甚至还出现了公众抢购过程中发生冲突的新闻,可见"把关人"这一角色不可或缺。"把关人"可以是以下几类人:

一是发出信息的科学家。科学家在发布信息时,需要将相关医学科学的有限性与媒体进行沟通,诚恳、公开。作为信息发出端,科学家要确保信息的科学性,实际上这也是维护自身名誉的重要手段。二是记者。记者在获取与疫情防治相关的重大进展信息时,要克制、谨慎,要经过多方核实,即使面对权威信源,也需要保持独立思考。三是编辑。对记者发回的报道,编辑应当权衡。与单独跑某一条线的记者不同,编辑应当更具有全局视角,更能准确判断单条信息的影响与价值。四是同行专家。在类似信息公开时,专家应及时指出其中谬误,引导公众理性防控。另外,还有高校、科研院所以及行业协会等第三方机构,也可以借由制定外部标准,来约束媒体和媒体从业人员的科学报道,强调和引导科学"把关人"的形成。

第三,指南注重专业性。首先,要迅速、及时报道。有关疫情的报道一定要及时,一定要是公众最想了解的内容。1月底,钟南山院士乘高铁赶往湖北的一段小视频在网上广为流传。视频片段很短,但却非常及时、有力。人们看到一位年逾八旬、受人尊敬的科学家为疫情奔忙,感动之余也会产生力量。

其次,要注意"真空"。面对海量信息,媒体更要强调对信息的筛选,要报道那些大家想了解的信息,也要报道那些大家还不知道的重要信息。比如,有媒体报道了武汉本地未能及时就医的感染者的故事,非常有冲击力。后来很多人在网上求助,央媒也开放了救援通道,实际上是媒体履行社会责任的另一种方式。

再次,细节很重要。媒商实验室选择了多篇人物典型报道,发到群里让大家讨论。最后发现令人印象深刻的,往往并不是一些标签化的、拔高的人物宣传,反而是一些细节更让人动容。比如,医护人员摘掉口罩的图片传播非常广。恰恰是一些日常的、人性化的细节,在故事中会非常突出。比如,一个"90后"小护士面对镜头时说"不想哭,哭花护目镜就没法做事了"。这种细节非常真实。后来《广州日报》还跟进采访,了解到这位小护士喜欢短跑,就约了苏炳添与她微博互动。

最后,接近,再接近。这次疫情报道中,一些来自乡村"大喇叭"广播疫情防控的报道非常受欢迎。原生态的画面呈现,配上乡土味十足的防控宣传,再有一些通俗易懂的横幅标语,组成了非常丰富的报道视角。

六、专家点评

指南在国内是一项开创性、基础性、前瞻性成果，提出反对"污名化"，关注少数群体权益，具有高度理论价值；根据疫情实际进展及时更新、引导，贴合防控现实需要，具备超强的实践指导意义。

我们生活在信息过载的年代，与"非典"时期不同，信息生产已经发生了巨大的变化，供给端严重过剩。重复科普过多，导致受众陷入选择困难，也容易产生各种偏差，共识难以达成。所以，媒体机构需要转变思路，要主动去"找"，而不是只管生产，不管分发、不管到达、不管效果。

"找"的前提是精准的受众研究。这并不是特殊时期临时能做的事情，需要日常积累，战时才可以快速运用。比如，疫情早期，年轻人反应速度非常快，中老年人还"不以为然"，很多地方电视频道的健康类栏目不断呼吁中老年人重视疫情，加强隔离、防护，起到了很好的效果。可见，"找"，首先是思路转变，媒体要主动转变视角，避免同质化恶性竞争；其次是前期准备，要做精准的受众调研和分析。

媒体对疫情的科普报道，还需要进一步加强媒体和媒体从业人员的医学素养水平。这次疫情，实际上也是一次对媒体从业者医学素养水平的考验。医学报道与日常的医学新闻有所不同，需要较高的医学知识素养、广泛的权威医学资源网络以及高超的化繁为简的叙事水平。

本次疫情期间，媒体的科普报道以服务性为主，比如如何做好防护、如何佩戴口罩等，信息丰富、形式多样，非常好地满足了公众对这一类知识的需求，但专业性还可以进一步加强。更多科学知识的输送，对于疫情防控是非常有益的。比如，由回形针团队制作的科普视频《关于新冠肺炎的一切》在全网刷屏，10分钟的视频将疾病的来龙去脉进行了非常好的诠释。事实上，媒体在这方面也应发力，制作科学的、通俗的专业科普产品。

实践三　找准健康传播爆点

　　近年来,我国主要通信运营商高速推进中国标准的 5G 网络覆盖,各大手机厂商也纷纷发布多款 5G 手机,5G 技术开始真正走进人们的生活。笔者认为,当代人现实生活中存在着一组矛盾,即"碳基生物的本体与日新月异的科技进步之间的矛盾"。此次新冠肺炎疫情,是一场重大突发公共卫生事件,健康传播工作者们深知,打赢宣传战,找准健康传播爆点很关键。

一、回顾:5G 时代舆论环境发生深刻变化

　　2003 年"非典"时期,手机尚未全民普及,彼时尚处于拨打接通双向收费时代,而以 2G 网络通过 GPRS 形式访问 WAP 网站,还是极少数极客较为奢侈的选择;2008 年汶川地震时期,手机普及率有所提高,但距离联通开始 WCDMA 试商用尚有一年时间,许多人开始以 2.5G 网络通过 EDGE 形式访问 WAP 网站,手机 QQ、MSN 等手机社交软件开始被少量使用。这两个公共危机时期,人们获取信息的方式更多的还是依赖于传统媒体,单向传播特性更为显著。

　　斗转星移,2020 年初,我国主要通信运营商的 4G 网络均已完备,全民正准备跨入 5G 时代,然而病毒却把人们的注意点拉回了生理层面。5G 技术、人工智能并不能让本属碳基生物的人类免于感染病毒,却可以让"信息病毒"传播的速度以几何天文数字倍数滋长,对于健康传播工作者而言,这场"战疫"同样是史无前例的,是充满挑战的。

二、迎战:健康传播工作者责无旁贷

　　2020 年 1 月 23 日,在国家卫生健康委宣传司、中央网信办网络评论局、

中国医师协会的指导下,中国医师协会健康传播工作委员会组建了"抗疫紧急战队",以互联网为战场,关口前移,创新联动,以科普辟谣、舆情引导、形象传播、基层指导为四大主线,组织 2,953 名成员向 14 亿中国公众传递正确的防控知识、宣扬抗疫的力量,避免大众恐慌,协助共建基层防控。

以科普工作组为例,大家通过互联网社交软件进行讨论,虽然都是"网友",但工作是严肃而认真的。每组皆有指导专家、组长和秘书,每日按照国家政策方针和群众关注的热点问题,为大家设计科普重点,及时发布给组员们;大家再根据个人专业所长与科普重点,采用图文、视频、短视频、直播等形式进行科普,同时利用微信群进行深入探讨,互通有无;翌日早上再进行数据上报与分析,用以制订下一天的工作计划。

每天 6 点就开始工作,休息时已经是第二天凌晨了,这样的居家工作,比在单位坐班更加忙碌和辛苦。随时响起的消息提示音,过去可能是友人的问候,这时更多的是重大疫情信息、最新研究报道、百姓关注焦点等工作的召唤。久而久之,大家也习惯了这种工作节奏,并形成了自己的工作方向。专家指导组的老师们负责举旗定向,为大家做技术指导;颜值高、有平台的"主播",开始广泛直播霸屏;文字功底好的组员,每天图文信息不断,引导群众认知。

三、创新:多种新颖模式提升科普效果

日复一日,我们的队伍也日益壮大,不仅吸纳了许多新的成员,也使得大家的社会关注度有了很大提升。

在既往的科普中,我们的内容都是已经成型的、公认的知识,但面对新冠肺炎这种人类尚未清晰认知的疾病,科普不可乱了阵脚。缺乏共识的科普,有时会产生巨大的"副作用",这样的科普会适得其反。每次开展科普,科普工作者们都要从官方发布渠道进行资料搜集,对于尚未证实或者仍具争议的内容,则要把步伐放慢一点,等待确认的消息。

为了给科普赢得时间,科普工作者们不仅使用了传统的科普形式,还不断进行创新。图文形式作为基础,动漫创作鲜活生动,还与淮秀帮配音社团合作创意配音科普,让紫薇、容嬷嬷成为劝导科学防护的"科普人",也让网

络社团成了科普爱好者;不仅有广为传播的短视频,还有快板、相声等老百姓喜闻乐见的传统形式,更有中科院的青年科学家张宇识专门创作的科普脱口秀,深得青少年网民的关注与喜爱。

疫情阻击战是一场全民战争,69天里面,科普组组员们在各自领域内共同发力,借助5G传输的优势,共生产原创科普作品11,500余篇,传播总量达到120多亿;出品科普视频8,126个,流量达177亿人次;快手直播500余场,央视频直播累计观看人次达1.34亿,有效引导了公众互联网信息传播行为,为稳定公众情绪发挥了积极作用。

四、亮点:真正找准健康传播爆发点

一方面,首次真正意义上实现系统性"互联网+科普"。

传统的科普方式大部分是自上而下的灌输,受众主要是被动接收,主动性比较低。我国早期科普读物的目标对象是中小学生以及广大农民群体。互联网尤其是移动互联网到来以后,受众结构发生了很大变化。

数据显示,在移动端科普受众中,超过57%的用户来自23~40岁的群体,18岁以下青少年占比较低;20~29岁网民占据了中国网民科普搜索的最大份额,达43.82%。此外,45.5%的移动端科普用户具备大专及以上的教育背景,新科普的受众已经呈现出年轻化、高学历的特点,覆盖人群也已拓展到白领、大学生、企业管理者、人文学者等。

当互联网遇上科普,恰似氧化钙碰到了水,化学反应非常激烈。科学热点、健康知识、辟谣文章……信息容量大、更新速度快、传播渠道广,这些互联网与生俱来的传播优势给科普工作者带来了新的挑战。

对于科普而言,互联网强大的传播能力无疑为传统形式下的科学普及插上了双翼。借助"互联网+",科学技术知识可以在更短时间、更广范围内快速流行。

在科普组的工作中,从随机性科普到逐渐掌握节奏,伴随疫情的不断发展,科普工作的系统性特点已经逐步形成,就像一支球队,球员们分别负责前锋、中锋、后卫,各司其职。对于一些需要人民群众周知的知识点,在上级部门的指导部署之下,科普组按照专家指导组和舆情指导组的建议,针对大

众个体开展健康传播的 MDT(多学科会诊合作),覆盖早期预防、症状辨别、初步诊断、治疗方法和生活管理,帮助人民群众在每个环节都做好健康决策,这在之前的科普进程中是史无前例的,首次实现了真正意义上的系统性"互联网+科普"。

另一方面,实现了融媒体科普形式的百花齐放、百家争鸣。

在疫情防控科普工作中,基于 5G 信息技术的场景应用发挥了积极作用。更高的传输速率带来了更多的可能,让天涯海角仅隔一线,能够同步开展和进行科学普及与接收知识。科普短视频作为移动互联网时代的新表达方式,一方面可以将高专业性的知识更加直观、迅速地传递给普罗大众;另一方面可以以碎片化方式进行科普,节省健康传播科普者的时间。

以中国医师协会健康传播工作委员会委员高巍的"医路向前巍子"为例。该账号 2017 年开始进入互联网健康科普行列,初期以微信公众平台为主,而后进入短视频平台,以平实的视角、精准的内容获得了网民的认可,迅速占据了抖音短视频榜单榜首,超过了李子柒的热度纪录,至今无人能够打破,成为新一代的急救科普大咖。他虽然没有赶上微信公众平台的红利期,但把握住了短视频平台的红利期,而这一切如果没有移动互联网传输速率的提升和场景应用上的丰富作为行业基础,是难以达成的。

在国家大力推进"提速降费"的基础之上,直播也成为许多群众的日常之选。在新冠肺炎疫情最吃紧的阶段,科普组与快手、抖音、新浪健康等多个平台合作,策划实施了一系列科普直播,多名组员通过以上平台进行了单人直播和多人直播。在直播的过程中,组员按照预案开展科普,并同观看直播的群众进行实时对答交流。这对知识的储备量是一种极大的考验,需要在直播外做非常多的功课。

以组员尚书(尚书 talking)为例。作为央视《夕阳红》栏目的嘉宾主持人,尚书兼具了医学和主持人的专业素养。他的直播课堂定在了每晚 7 点,从景片设置到服装化妆都彰显了专业,语言幽默,节奏感强,成为广受网民欢迎的直播类健康自媒体。而中科院博士张宇识作为科普组内的脱口秀达人,创建了"科学脱口秀",以医疗行业外人士的视角,对公众的健康防护行为进行科普。脱口秀的形式通俗易懂,幽默有梗,广受医疗行业和普通老百姓认可。

除了举例中的这三位,在科普组中,多位科普名家都开始利用新一代信息技术打造智能科普。在传播载体上,通过短视频、直播、动漫、曲艺等载体和形式提升科学的趣味性。

据统计,"抗疫紧急战队"在 69 天内发布一线抗疫、权威辟谣、防护科普等类型视频 8,126 个,截至目前,仅战队成员以直播形式科普的流量已经达到 177 亿人次,有效引导了公众互联网信息传播行为,为稳定公众情绪发挥了积极作用,实现了互联网科普载体形式上的百花齐放、百家争鸣。

五、成效:切实取得抗疫大背景下传播实效

一是科普队伍建设日臻完善。随着国家"十三五"规划的全面实施,公民科学素质建设进入跨越式发展的新时代。科普人才是科普事业发展和公民科学素质建设的重要支撑和基础。科普工作的创新发展和深化改革需要一支规模适度、结构优化、素质优良的科普人才队伍。

随着 5G 技术的发展,健康科普工作的形式和内容发生了极大的变化,从义诊健康讲堂、报刊文章、电视访谈、科普专著、科普漫画等方式,演变到互联网的极大丰富时代,形式上自媒体遍地开花,形态上融媒体品类多样。中国医师协会健康传播工作委员会的前身包含中国医疗自媒体联盟,健康自媒体从业人掌握的技能种类多样,内容丰富,知识客观,拥有大量的粉丝,奠定了广泛的群众基础。

疫情初期,健康科普自媒体人加入战疫,创作了大量的科普作品,但依然呈现出单打独斗的场面,尚未形成合力。战队科普组的成立,从体系机制上开创了全新的模式,把天南海北的科普大咖们统筹在一起,在实践中摸索建立了科学的工作机制与模式,老中青联合梯队协同工作,排兵布阵,有条不紊,形成了一支规范化运作的健康医学科普队伍,充分发挥了科普战斗合力,取得了有效的成果。

目前,中国医师协会健康传播工作委员会正在筹建医生品牌学组,这也是疫情期间科普工作结出的一颗果实,将继续服务于未来的科普工作。

二是 KAP 模式转换进程飞速加快。科学知识普及是健康传播"KAP 知

信行"模式中的重要环节,也是提升健康素养的重要一环。从提升群众认知到影响群众生活行为的过程,在普通生活环境下也许进展会比较缓慢,但此次疫情恰逢 5G 增长期,通过实践发现,从科学知识的普及到影响生活行为的过程也可以十分迅速。比如,上午刚发布口罩的使用误区,下午就会看到朋友圈里面已经有人响应,这在以往的科普工作中是很难遇到的。

公共卫生事件具有多面性,会对社会产生冲击,影响全社会的生产生活,带有很强的负面效应。但我们也要看到它有着一定的正面作用:据统计,新冠肺炎疫情以来,民众对佩戴口罩和日常洗手的依从率几乎达到100%,对于保持距离与分餐等倡导生活方式的变更依从率也有大幅度提升。通过各种形式的科普,广大人民群众对于自我防护知识的普及以及健康管理知识的掌握得到了高速巩固。

三是健康科普传播广泛覆盖。中国医师协会健康传播工作委员会有组织地经由大众媒体和自媒体传播兼具科学性、公开性和通俗性的疫情相关信息,既提升了传播的有效性,也满足了公众的相关信息需求。在战队集中工作的 69 天里,一共产生了原创科普作品 11,500 余篇,传播总量达到 120多亿人次。人们很容易信赖医学大 V 的科普解读从而缓解焦虑,是对社会情绪的一种舒缓。

在科普组的工作中,《一图读懂实用防治指南》《出返程开工指南》《疫情时期儿童防护漫画长图》《淮秀帮之容嬷嬷教你正确防护》等形式多样的作品,以扎实科学的内容、喜闻乐见的形式,借助 5G 网络"飞入寻常百姓家",无论男女老少都能找到专属的科普内容和乐于接受的形式,寓教于乐是此次疫情期间科普的重要特点。

六、专家点评

2019 年是 5G 元年,而 2020 年 5G 的普及将会更加深入,网速将会提高10~50 倍,以 5G 为标识的全媒体时代已然来临。我们必须清醒地看到,5G时代的来临,既是健康传播的一次重大机遇,又给我们带来了严峻挑战。

此次的新冠肺炎疫情,让健康传播站到了机遇与挑战的现实风口,这就需要我们遵循健康传播作为一门实践性科学的内在规律,进一步摸清 5G 时代的脉搏,了解逻辑演进,找准自我定位。在健康传播包含的四个方面——健康知识科普、健康政策解读、健康事件报道和健康人物塑造中,最为基础与核心的是健康知识科普。疫情下的健康知识科普既是"战斗",更着眼于把知识转化为人们的健康生活习惯。每一次重大公共卫生事件都是进行科普课堂的最好时机,而公民健康素养水平的提升,则是一个长久课题。按照健康中国战略规划,到2030年,全国居民健康素养水平要达到30%,这是一个艰巨的任务,在我国不少省份,这个数值还停留在20%以下,这个过程需要社会各界的共同参与。

回到新冠肺炎疫情来看,科学防控疫情需要充分发挥科普的作用,增强疫情防控的科学性和有效性。科普致力于加强科学与社会之间的联系、促进科技惠民,不仅具有重要的知识价值、社会价值,还具有重要的文化价值。打赢疫情防控阻击战,需要广大科普工作者结合疫情防控工作实际,向公众提供权威科普知识,解读疫情防控措施,帮助公众正确认识疫情发展态势、掌握疫情防控知识、提高自我防护意识和能力,既减少感染病毒的风险,又避免出现恐慌情绪。

从科普组的实践来看,5G环境下,健康科普要从单体作战向全社会整体联动转变,在个人、医疗机构、政府、社会之间形成知识循环。而5G环境下的健康传播有着"去中心化、多中心化"的特点,其开展健康知识普及带来的多点爆发,效力不容小觑。

"多中心化"要立足权威,找准传播靶心,在舆论导向与网友关注中寻找平衡点。例如,国家卫生健康委员会官方微信号"健康中国"作为权威健康传播媒体,连续刊发"新型冠状病毒科普知识",及时推送疫情防治政策信息和科普知识,满足了公众获取疫情防治科普知识的需求,取得了较好的效果。而科普组内健康科普工作者的自媒体平台,则像行星的卫星一样,及时发布,共同发声,主战场与副战场的配合增强了传播的渗透性,提升了传播效果,有力地发挥了"多中心化"的威力。

当前,我国科普投入以政府投入为主,科普人才还不充足,科普宣传与新媒体的结合还不紧密,这些问题都影响着我国科普工作的推进。抓住疫情防控中科普工作的着力点,在疫情防控中进一步加强科普工作、有效发挥

科普作用,可以在以下两方面发力:

一是推进科研与科普有效连接。科普与科技发展紧密相关,需要根据科技发展与时俱进,使科普知识迅速体现最新科研成果。新冠肺炎疫情发生后,我国科研机构着力进行病原鉴定、病毒溯源、有效药物及疫苗研发等工作,为一线防控和治疗提供了重要科技支撑。这些科研成果既能满足疫情防控需要,又能不断丰富科普内容,增强疫情防控的科学性和有效性。

二是让权威专家做好科普工作。在地铁的移动电视里,我们经常能看到钟南山院士、李兰娟院士亲自示范如何正确佩戴口罩的视频。这次疫情防控中,许多权威科学家不仅奋战在抗击疫情的第一线,还为普及相关科学知识发声。权威科学家就新冠肺炎疫情解疑释惑,起到了稳定人心的重要作用。相对于公务人员、社区工作者、志愿者等群体的政策宣教、口头督导,医学专家的发声更具有权威性和说服力。他们在第一时间发声,能起到一锤定音的效果。要做好科普并不容易,难就难在要让不同的人都听得懂、听得进、记得牢、会照做。医学大家俯下身去做科普,用平实的语言讲科学道理,发出准确可靠的声音,拉近了公众与科学的距离。应继续发挥权威科学家的作用,做好相关科普工作。

疫情当前,人们对于健康科普知识的需求激增。在公众需要科学引导的每一个关键节点,总有一批医学"大咖"站出来理性发声、"硬核"喊话。从疫情初期的消除杂音、澄清谬误,到防控成效初现时的鞭策提醒,再到复工复产后的加油鼓劲、心理疏导,他们坚持面向公众科普宣教,让科普知识成为大家最好的"防护服"。科普要真正发挥作用,需要更多专家及时、准确发声,需要媒体秉持专业、客观的职业准则进行报道,也需要每个人的参与和努力。应动员更多科普工作者在疫情防控的关键时期及时站出来,普及防护知识,用事实击败讹传,用科学击碎谣言,让理性之光照亮疫情防控之路。

实践四　挤压谣言传播空间

此次突发公共卫生事件的谣言和真假难辨的信息在短时间内形成了"信息疫情"。为避免传播恐慌和社会秩序混乱,世界卫生组织总干事谭德塞(Tedros Adhanom Ghebreyesus)等专门撰文呼吁要积极主动应对"信息疫情"。2020年1月23日,在国家卫生健康委宣传司、中央网信办网络评论局、中国医师协会的指导下,中国医师协会健康传播工作委员会组织2,953名成员组建了"抗疫紧急战队",以互联网为战场,关口前移,创新联动,以科普辟谣、舆情引导、形象传播、基层指导为四大主线,传递抗疫的力量、正确的防疫知识,避免恐慌并协助共建基层防控。

一、辟谣与科普联动,共抗"信息疫情"

2020年2月28日,"抗疫紧急战队"科普组与辟谣组正式合并。战队在抗疫工作中摸索出来的做法是:按照专家指导组和舆情指导组的指导与建议,系统化安排组员开展科普与辟谣工作,每日定时发布若干科普关键词和辟谣关键词,充实网络空间的抗疫科普内容,保障健康科普信息集中发力。同时,通过形式多样的科普知识普及,把新冠病毒相关专业信息,用最简单、最科学的方式公布出来。

除发布关键词外,辟谣科普工作还需要创新手段方法。战队联合中国互联网联合辟谣平台、腾讯较真平台等,组成了强有力的辟谣中心,掌握谣言第一手信息,并以最快的速度从源头上进行有效遏制。特别是2020年中央广播电视总台取消了"3·15"晚会,中国医师协会健康传播工作委员会迅速策划部署,在快手、腾讯新闻、快手健康、中国传媒大学媒介与公共事务研究院、北大医学·医大时代教育的联合支持下,45名志愿者在29个小时之内策划、制作完成了"3·16"大型网络辟谣直播。据统计,晚会观看人数达527.4万人,其中快手平台主会场和分会场7路直播间总观看人数为392.4万人,腾讯新闻平台,通过要闻、抗肺炎、健康、科普、直播页卡联袂推荐,晚会主会场演播厅共135万人观看,晚会播放量在各重点直播平台上均过千万。

截至2020年3月30日,战队科普辟谣组共计撰写辟谣文章520余篇,总访问次数(PV)达到6.9亿,总访问人数(UV)达到3.12亿。辟谣组和科普组形成强大联动,以正确的医学知识科普和聚合力量传播,快速挤压谣言空间。

二、联动辟谣模式,形成科学辟谣机制

战队辟谣组从2020年1月23日起,每日进行谣言的收集、梳理、核对、汇总,对谣言的走势进行科学分析研判,对内部谣言及不实报道进行排查,并每日发布辟谣关键词,利用战队汇集了卫生健康与健康传播类权威专家的优势,集合多方力量和资源,查证、辟除了一批群众反映强烈、关心关切的疫情类谣言,使得中国医师协会健康传播工作委员会的影响力大幅提升,形成了一套重大突发公共卫生事件中科学有效的互联网辟谣机制。

中国医师协会健康传播工作委员会与中国互联网联合辟谣平台、腾讯较真平台强强联手,运用大数据、人工智能等技术,整合多方力量形成了"联动发现、联动处置、联动辟谣"的工作模式,搭建矩阵式、立体化网络辟谣渠道,加强对网络谣言的鉴别、评判、阻断;通过健康传播聚合平台与微信小程序等便捷方式与手段,从前置、阻击、追踪等环节全链路围追堵截,实现重大辟谣信息首发和深度解读,形成交互式的立体防治体系,有利于让科学在澄清真相、应对谣言中发挥作用,在收集求证谣言、辟谣和提高公众免疫力等方面形成完整"闭环",让造谣、传谣者无处遁形。

三、凝聚社会共识,辟谣手段亮点频出

辟谣组的专家队员们,针对疫情发展各个阶段的不同形势、热点问题和舆情动态,通过权威发布、权威回应、权威查证等方式,密集推出科普或辟谣

图文、视频作品,引导群众关注,凝聚群众共识,使群众及时获取权威的辟谣信息,一定程度上帮助了民众在疫情防控期间提升健康科学素养,真正起到了精准识谣、权威辟谣、多终端立体传播、关口前移防范的作用。

在此次疫情期间,为了传播正确的科普观点,科普辟谣组的专家们充分发挥"蝴蝶学院健康传播讲师培训营"中反复重点训练的创新传播形式,通过图文、短视频、直播、动漫、脱口秀等多种形式在多个传播平台进行科普辟谣,将辟谣和科普两个利器结合起来,充分发挥了战队的战疫正面主战场作用。数据显示,疫情期间专家组发布科普文章日均达 200 余篇,日传播量约为 2 亿次;权威辟谣和防护科普类视频共计 6,000 余条,总播放量达 100 多亿次。

在"3·16"网络辟谣晚会上,中国互联网联合辟谣平台、腾讯较真、腾讯指数及中国医师协会健康传播工作委员会联合发布了疫情期间的健康类谣言榜单,榜单全面系统回顾了疫情期间广为流传的诸多谣言,包括"健康饮食类""科学防护类"两大类。通过权威渠道辟谣科普,榜单内容得到了群众的广泛传播(榜单名录见表 1、表 2)。

表 1　健康饮食类

序号	谣言案例	热度指数
1	水果蔬菜表面有新型冠状病毒会使人感染	87.14
2	维 C 可以预防新型冠状病毒肺炎	81.18
3	大量喝水能预防新型冠状病毒感染	80.80
4	喝茶能有效预防新型冠状病毒肺炎	80.69
5	适量饮酒可以抵抗新型冠状病毒	80.58
6	乳铁蛋白能预防新型冠状病毒	77.55
7	大蒜水可以治好冠状病毒肺炎	74.76
8	吃海鲜会感染新型冠状病毒	72.21
9	牛蛙、甲鱼等已被列入禁食名单	69.16
10	吃槟榔可以预防新型冠状病毒感染	65.56

表 2　科学防护类

序号	谣言案例	热度指数
1	预防肺炎的疫苗能防止新型冠状病毒感染	81.24
2	带呼吸阀的 N95 口罩没有防护新冠病毒的作用	80.67
3	钟南山院士建议盐水漱口防病毒	79.99
4	口服新型冠状病毒疫苗研发成功	75.42
5	小磨香油滴在鼻孔可以阻断一切的流感和瘟疫传染	74.92
6	放烟花爆竹可以预防瘟疫	74.59
7	把卫生巾当作口罩来用可以防病毒	70.09
8	多洗热水澡可以预防新型冠状病毒肺炎	70.09
9	口罩里垫一张对折的纸巾可延长口罩使用时间	68.84

数据来源:基于互联网统计的媒体、网民就相关谣言案例及辟谣文章报道、讨论情况。数据来源于微信公众平台、QQ 空间、新闻网页及新闻跟帖评论等公开场景报道、讨论总量。

热度指数:将以上平台中谣言案例总量数据进行指数化,得到百分制的热度指标。

数据统计时间:2020 年 1 月 1 日—3 月 13 日。

四、多方充分联动,让健康传播为人民谋福祉

党的十九届四中全会指出,国家治理体系和治理能力现代化成为核心主题,要求不断提高、保障和改善民生水平,带领人民创造美好生活。

疫情全面暴发后,公众对信息的需求非常迫切,各类媒体进行及时、准确、全面的信息披露和解读,可以使公众对信息的需求得到满足,从而增强公众的心理承受能力和心理包容能力,使其思想和行动趋向冷静理智;反之如果信息披露不及时,则会导致公众对形势无法判断。

大数据技术在识别谣言、提取谣言、拦截谣言、收纳谣言的过程中拥有精确的判断能力与快捷的处理速度,只需要在正确的价值导向基础上,从程序设计上把聚合辟谣信息、鼓励辟谣作者、寻找辟谣平台、辟谣信息推送、辟谣效果评估等方面综合起来,形成科学的辟谣合力。

腾讯较真平台与中国医师协会健康传播工作委员会合作的新冠肺炎互联网实时疫情辟谣平台,强化了信息的准确性,缩短了谣言的“寿命”,让疫情谣言无所遁形;快手与中国医师协会健康传播工作委员会合作开设的新

冠肺炎防治频道,以权威媒体短视频+直播的模式,在传播真相和主流声音的同时,让疫情谣言无缝可钻;在最早开通"疫情地图"功能的丁香园 App 上,地方疫情实时数据得以动态展现,消除了信息壁垒,减轻了民众的盲目恐慌情绪,使民众更客观、更理性地分析自己周边的疫情程度,让疫情谣言无法兴风作浪。实际上,大数据在辟谣方面还可以做更多的"大文章",值得探寻。

现代社会治理中,民生是关键,而民生的核心之一是卫生健康。我国已经发布了"健康中国"战略,健康是人民对美好生活的向往中最关键的保障。健康传播涉及重大突发公共卫生事件,要被纳入国家治理体系和治理能力提升工程,融入现代社会治理过程中,使政府、疾病防控部门、大众媒介、医疗单位互相沟通,良性互动,有助于降低社会运行成本,提升大众健康生活品质。

让权威信息始终跑在前面,遏制流言和谣言的传播,避免谣言+恐慌引发的"次生灾害"和舆情危机,需要政府部门、专业机构与专业人士进行充分联动。同时,"谣言止于智者",面对无法辨别真伪的疫情消息和传闻,加速提升公民健康素养迫在眉睫,唯有如此方可实现辟谣工作的"预防为主治未病",这是一个长期而艰巨的过程。

新冠疫情期间谣言及辟谣榜单

一、健康饮食类谣言 TOP10

(一)水果蔬菜表面有新型冠状病毒会使人感染

查证要点:

1.通过果蔬传染新冠病毒,需要三个条件:

(1)果蔬上有足够量的病毒(比如感染病人对着它打喷嚏或者呼气);

(2)病毒在失去感染能力之前被接触到(李兰娟院士表示,新冠病毒在空气中可以存活几个小时甚至几天,但两小时后传染能力就下降了);

(3)手接触到病毒后又接触了眼睛、鼻子或者嘴。

2.充分清洗可以洗掉上面"万一存在的病毒",蔬菜加热做熟也会把病毒杀灭。

综上,不用担心病毒通过果蔬传播,做好正常的清洗烹饪就可以了。

(二)维 C 可以预防新型冠状病毒肺炎

查证要点:

1.维生素 C 存在于新鲜蔬菜和水果中,是人类所必需的营养物质,具有抗氧化、辅助合成胶原蛋白、维持免疫功能等功效。

2.维生素 C 预防感冒的说法一直在民间流传。但实际上,美国 FDA 曾指出,到目前为止,尚未发现任何有力证据证明维生素 C 具有防治感冒的作用。我国维生素 C 的药品说明书中,也没有发现防治感冒的任何信息。

3.此次导致肺炎的新型冠状病毒,是一种新型病毒,目前我们对它还充满了未知,也没有任何临床实例或研究证据表明维生素 C 能预防这类病毒的感染。

(三)大量喝水能预防新型冠状病毒感染

查证要点:

1.大量喝水不能预防新型冠状病毒感染。新型冠状病毒肺炎是乙类传染病,人群对其普遍易感,预防的关键是不接触传染源。新型冠状病毒主要侵入呼吸道黏膜上皮细胞,在上皮细胞中增殖,大量喝水并不能阻止病毒进入呼吸道,目前也并无证据表明大量喝水可预防新型冠状病毒感染。

2.多喝水能保持喉咙湿润,促进身体代谢废物的排泄,日常多喝水有好处。《中国居民膳食指南(2016)》建议成年人每天喝水 7~8 杯(1500~1700 毫升),保持这个量就可以,水喝得太多反而容易使体内电解质失衡(钠、钾离子大量流失)、水溶性维生素(如 B 族及 C 族)更易流失。

3.对心功能差、慢性肾病等慢性病患者,喝水太多反而会加重病情,需要在医生指导下控制饮水量。

(四)喝茶能有效预防新型冠状病毒肺炎

查证要点:

1.新型冠状病毒肺炎是乙类传染病,人群对新型冠状病毒普遍易感,只能从三个方面入手预防感染:隔离传染源,使用消毒等方法切断传播途径,以及通过戴口罩、勤洗手等做好自身防护。没有证据显示其他方法可以预防新型冠状病毒的感染。

2.茶中含有多种保健和药理活性成分,这些成分被报道有一定的抗氧化或提高免疫力的功能,但这并不能与"喝茶可以提高免疫力,预防病毒感染"画上等号。

3.浙江省疾控中心发布消息的研究检测结论为体外培养检测。体外试验对病毒有抑制作用并不能表明体内试验会有同样的结果,还需要经历临床试验才能证明其作用于新冠病毒的疗效。因此,仅凭此项体外细胞实验的结果尚无法得出"喝茶可以预防新冠病毒感染"的结论。

(五)适量饮酒可以抵抗新型冠状病毒

查证要点:

1.把"适量饮酒"写入防疫建议,是没有任何依据的想当然。国家疾控中心的何丽处长直接表示:"通过饮酒来抵抗病毒,来防疫这个肺炎,没有什么道理。"

2."适量饮酒有益健康"只是一个选择性呈现数据的营销噱头。饮酒会增加患癌症风险,喝得越多,风险就越高。

(六)乳铁蛋白能预防新型冠状病毒

查证要点:

有一些初步研究显示乳铁蛋白对于婴儿可能有一定的健康益处,被演绎成了"吃乳铁蛋白能增强免疫力",然后进一步被演绎成"防新型冠状病毒"。其实这是一种营销忽悠。

(七)大蒜水可以治好冠状病毒肺炎

查证要点:

1.目前关于新型冠状病毒肺炎的治疗没有特效药物,都是对症处理,即使是目前提示有效的抗HIV药物洛匹那韦–利托那韦也只是在临床研究和试用阶段。

2.大蒜据传可以抗菌、抗病毒、降血脂、降血压等,理由是里面含有一个叫大蒜油的活性成分。但最新的文献研究发现大蒜油的药理作用基本停留在动物模型或体外试验,目前还缺乏体内试验及临床试验的证据。

3.退一万步讲,即使大蒜有抗病毒的作用也没办法预防新型冠状病毒,因为这是一种呼吸道疾病,除了经口进入,还会通过鼻腔、不干净的手揉眼睛等方式进行传染。喝大蒜水既不能当口罩那样的物理阻挡,也做不了化学预防,而且还难喝,大家就不要自讨苦吃喝大蒜水了。

(八)吃海鲜会感染新型冠状病毒

查证要点:

1.海鲜不会传染新型冠状病毒。尽管此次疾病的起源是武汉的一个海鲜市场,但不太可能是吃海鲜吃出来的新型冠状病毒感染,更可能是因为非法贩卖的野生动物。

2.此次引发武汉疫情的新型冠状病毒,属于 Beta 冠状病毒属(Betacoronavirus),从进化起源和病毒的亲缘关系上来说,此次的新型冠状病毒,与 SARS 病毒(导致 2002 年"非典")有 70%左右的相似度。由于包括 SARS 在内的多种冠状病毒都在各类蝙蝠中有发现,目前推测新型冠状病毒的自然宿主也可能是蝙蝠。从蝙蝠到人的传染过程中很可能存在中间宿主,目前看可能是蛇。

3.尽管不是海鲜引起的,不过也需要注意,吃海鲜时一定要做熟。

(九)牛蛙、甲鱼等已被列入禁食名单

查证要点:

1.国家林草局相关负责人 2 月 20 日向中新社表示,三部委尚未发布相关野生动物名录,更没有发布禁食名单。

2.2 月 24 日,十三届全国人大常委会第十六次会议表决通过了《关于全面禁止非法野生动物交易、革除滥食野生动物陋习、切实保障人民群众生命健康安全的决定》,全面禁止食用国家保护的"有重要生态、科学、社会价值的陆生野生动物"以及其他陆生野生动物,包括人工繁育、人工饲养的陆生野生动物。

3.对于甲鱼、牛蛙类水生物种,农业农村部渔业渔政管理局局长张显良在 3 月 5 日召开的国务院联防联控机制新闻发布会上表示,包括中华鳖、乌龟在内的绝大多数养殖龟鳖,以及蛙类中的牛蛙、美国青蛙两个引进种可以养殖食用。

（十）吃槟榔可以预防新型冠状病毒感染

查证要点：

目前没有任何科学证据显示槟榔能够预防或者治疗新冠病毒感染。此外，在世卫组织的致癌物名单中，槟榔被划分为 1 类致癌物。

二、科学防护类谣言 TOP10

（一）预防肺炎的疫苗能防止新型冠状病毒感染

查证要点：

1.肺炎球菌疫苗和乙型流感嗜血杆菌疫苗等肺炎疫苗不能预防新型冠状病毒肺炎。

2.新型冠状病毒不同于以往已发现的病毒，它需要自己的疫苗。研究人员正在努力开发针对它的疫苗，世卫组织也在支持疫苗的研发工作。

3.虽然已有的疫苗对新型冠状病毒并不有效，但接种针对呼吸道疾病的疫苗能够保护健康，因此也强烈建议接种。

（二）带呼吸阀的 N95 口罩没有防护新冠病毒的作用

查证要点：

1.目前还没有研究比较不同型号的 N95 口罩在预防病毒性呼吸道传染病方面的作用差别，但有国外机构对不同口罩过滤 0.01 微米级颗粒的效率进行了测试，结果显示，有呼吸阀的 3 种 3M 口罩的过滤微粒效率排在前三位，甚至优于不带呼吸阀的型号。

2.可以认为，只要是合格的 N95 口罩，并按正确的方式佩戴，有没有呼吸阀并不是非常重要，都能够达到防护的效果。需要提醒的是，因为带呼吸阀的口罩是单向阀门，呼出的气体没有经过过滤层，确诊和疑似病人不应该佩戴此类口罩。

（三）钟南山院士建议盐水漱口防病毒

查证要点：

1.钟南山院士并未给出盐水漱口防病毒的建议，广州医科大学附属第一医院已经辟谣。

2.在生活中我们用盐来防腐是利用了渗透压差的原理，即当用高浓度盐水时，细胞内相对低浓度的细胞质会向高浓度的细胞外发生转移，从而导致细胞脱水、死亡。但是指望用淡盐水漱口来预防新型冠状病毒是不现实的。

(1)冠状病毒主要通过呼吸道黏膜侵入人体,漱口清洁的是消化道,从解剖部位来说是南辕北辙。

(2)冠状病毒都是由 RNA 分子和蛋白质包膜构成的,并不具有细菌那样的完整细胞结构。因此,渗透压杀菌的原理对它是无效的。

(3)用来漱口的一般是淡盐水,很难达到杀菌的浓度,就算配制时的浓度高,漱口后也会被不断分泌的唾液迅速稀释。

(四)口服新型冠状病毒疫苗研发成功

查证要点:

1.首先,要能称一个东西是疫苗,至少也得显示出它能诱导产生抗体。如果口服"疫苗"的黄金海教授能够验一下血,证明血液中有抗 S 蛋白的抗体,那至少可以表明这一步是成功的,基本上可以称这个酵母为"疫苗"了。可新闻只提到"黄金海教授本人已经 4 倍量口服样品无任何副反应",并未提到其血液中是否产生了抗体。

2.疫苗诱导出抗体之后还需要证明抗体有保护能力,能有效减少病毒感染。如果做到这一步,就可以证明这是一个有效的、有保护性的疫苗了。通常这一步,也是先要用动物来做实验,之后还需要一些安全性的动物实验数据,才可以申请进行临床试验。很显然,酵母疫苗并没有经过这些步骤,所以不但不能说研制成功,甚至都不能认为它可以作为疫苗来使用。

(五)小磨香油滴在鼻孔可以阻断一切的流感和瘟疫传染

查证要点:

流感和瘟疫由病毒侵染所致。鼻孔里涂香油既阻止不了病毒进入人体,也影响不了它们的复制,对流感和瘟疫起不了什么作用。

(六)放烟花爆竹可以预防瘟疫

查证要点:

农业上确实有在大棚中燃烧硫黄杀灭害虫细菌的做法,但没有将硫化物用于医疗环境中的做法,因为硫化物本身对人的呼吸系统就有损伤,也没有证据支持这种做法对病毒有效,而在室外燃放爆竹,根本无法达到可以杀灭病毒的有效浓度。不管是白醋还是爆竹,只要不是国家标准中的手段,均不推荐作为空气消毒的方法,因为要么达不到有效浓度,要么是对人体的损伤作用比潜在的消毒作用更加突出。即使是国标推荐的熏蒸消毒法,一般也只用于医疗场所,普通家庭定期开窗换气即可。

(七)把卫生巾当作口罩来用可以防病毒

查证要点:

1.防菌卫生巾和护垫主要针对的是大肠杆菌和金黄色葡萄球菌,没有研究显示防菌卫生巾对新型冠状病毒有效。

2.新型冠状病毒感染主要是经呼吸道飞沫传播,要防住这类飞沫,依靠的是口罩的颗粒过滤效率,而没有证据显示出卫生巾和护垫有这种防护力。

3.有颗粒物防护功能的口罩一旦变湿,会破坏口罩的屏障,导致病毒进入,但口罩变湿主要和呼吸有关,卫生巾或护垫虽然可以防水,但贴在外面意义不大,贴在里面又因为透气性差,可能会影响呼吸。

(八)多洗热水澡可以预防新型冠状病毒肺炎

查证要点:

1.洗热水澡,一般来说无法改变体内的温度。如果真的感染了新型冠状病毒,仅仅靠调高室内温度或者洗热水澡,是无法有效杀死体内新型冠状病毒的。

2.不反对洗热水澡,但是应该注意水温不要过高,以免烫伤。对于皮肤表面沾染的病毒,可以通过酒精消毒或者肥皂清洗去除,一般温水澡也可以清洁身体,预防疾病,不必盲目追求高水温。

3.洗澡之后,需要注意保暖,避免受凉,导致机体的免疫系统状态不稳定,从而更容易感染包括新型冠状病毒在内的各种病原体,引发呼吸道感染的症状。

(九)口罩里垫一张对折的纸巾可延长口罩使用时间

查证要点:

1. 普通人用的口罩一般分为三层,外层为防渗透层、中间为熔喷无纺布过滤层、内层为吸湿层。其中,中间的熔喷层是极细密且带静电的内层过滤布,可以吸附病菌,达到保护作用。口罩使用时间越长,过滤效果越差,而普通的卫生纸巾最多能吸收口腔喷出的水蒸气,不能替代过滤作用,最多能让大家心理上有"被阻隔了一下,口罩还干净"的假象。

2.另外,不同使用人群对口罩应有不同的理解。以医用外科口罩为例,如果是健康人佩戴,外面颜色深的部分是污染区;如果是患者佩戴,里面颜色浅的部分是污染区,频繁更换纸巾也是增加手污染的风险因素。所以,垫纸巾这个操作本身的意义不大,不建议大家这么做。

(十)使用二氧化氯贴片能预防新型冠状病毒

查证要点:

1.二氧化氯在理论上可以杀灭新冠病毒,但它并非贴片/消毒卡等产品的宣传中所说的"无毒无害"。美国国立职业安全与健康研究所给出的职业暴露剂量建议是小于0.1ppm,超过5ppm就达到危险范围。

2.虽然低浓度的二氧化氯无害,但贴片/消毒卡若被溅水或空气湿度过大,则可能会放出大量二氧化氯,不利于人体健康。

3."诊疗指南"中所说的含氯消毒液指的是对表面进行擦拭和喷洒杀灭病毒,对预防新冠病毒而言,不需要对人身体周围的空气进行消毒。佩戴二氧化氯贴片无法防飞沫,因此也不能有效预防感染。此外,广告宣传的在身体周围形成"保护空间"更是无稽之谈,空气流动显然会急剧改变二氧化氯的浓度。

五、专家点评

健康信息关系到公众的身心安全,老百姓的健康需求也催生了电视、网络上铺天盖地的健康信息和养生知识。微博、微信等新媒体的快速发展,加快了信息传递的速度,加之信息内容的碎片化和信息来源的模糊化,使健康传播更加充满了不确定性。一些打着"健康常识""健康百科"旗号的传播者,在各舆论场中传播着大量未经证实的信息,为健康理念和健康知识的普及工作增加了难度。

在如此复杂的传播环境中,由以政府部门和专业机构、专家学者为主导的平台进行健康科普,组织健康传播活动,干预健康传播谣言,意义非常重大。只有通过权威信息的介入和引导做好科普,提高公众健康素养,才能使谣言不攻自破,才能净化我们的传播环境,让谣言失去生长的土壤,给公众带来正确的卫生和健康知识。

实践五 专业研判助力决策

　　面对来势汹汹的新冠肺炎疫情,以习近平同志为核心的党中央高度重视,习近平总书记亲自指挥、部署,并多次发表重要讲话,指出要"坚定信心、同舟共济、科学防治、精准施策",要"紧紧依靠人民群众坚决打赢疫情防控阻击战",要"把握主导,壮大网上正能量"。

　　为深入贯彻以习近平同志为核心的党中央的决策部署,中国医师协会健康传播工作委员会组建了"抗疫紧急战队",以互联网为战场,关口前移,创新联动,以科普辟谣、舆情引导、形象传播、基层指导为四大主线,主动占领舆论场,为打赢健康传播阻击战和全民战提供智库支持。

一、疫情来袭舆情泛滥

　　世界卫生组织全球传染病预防部门负责人西尔维·布赖恩德(Sylvie Briand)博士指出,历史上,伴随着每次传染病的暴发(pandemic),信息疫情(infodemic)都会同时爆发。《麻省理工科技评论》(*MIT Technology Review*)杂志刊文称,新冠疫情是第一个真正的社交媒体"信息疫情",以前所未有的速度在全世界传播真假信息,助长恐慌和希望。

　　截至 2020 年 5 月 10 日 24 时,31 个省(自治区、直辖市)和新疆生产建设兵团报告累计治愈出院病例 78,144 例,累计死亡病例 4,633 例,累计报告确诊病例 82,918 例,累计追踪到密切接触者 737,127 人,累计收到港澳台地区通报确诊病例 1,532 例。

　　Worldometers 世界实时统计数据显示,截至北京时间 2020 年 5 月 11 日 6 时 04 分,全球新冠肺炎累计确诊病例突破 400 万例,达到 4,174,136 例,累计死亡病例达到 283,586 例。其中,美国新冠肺炎累计确诊病例全球最多,达到 1,365,308 例,累计死亡病例超过 8 万例,达到 80,717 例。

伴随着疫情的不断蔓延,一场人类历史上规模空前的社交媒体网络舆情次生危机被同步点燃。政府方面,早期的新闻发布受疫情形势发展迅速以及准备不充分等因素影响,信息的时效性和权威性受到一定程度的舆论质疑;媒体报道方面,早期存在过分渲染、人文缺失等问题,如"女护士集体剃光头"等争议性文章。另外,伴随着舆情次生危机的爆发,网络谣言肆意生长,扰乱民心,制造了恐慌情绪,如医院内多具尸体无人处理、病毒所研究员实名举报、殡仪馆满地死者手机等虚假信息。可以说,医务工作者所面对的是严峻的疫情形势,而健康传播工作者面对的是另一个同等严峻、看不见硝烟的舆情战场。

二、权威发声创新联动

中国医师协会健康传播工作委员会在国家卫生健康委宣传司、中央网信办网络评论局、中国医师协会的指导下,于 2020 年 1 月 23 日组建了"抗疫紧急战队"(见图 1)。战队依托网络平台作为舆情阵地,开创"云参谋""云冲锋"工作模式,以总协调、核心、队员的分层、分级模式开展相关工作,坚持 7×24 小时实时组织研判讨论的模式,坚持每日按照中央部署的

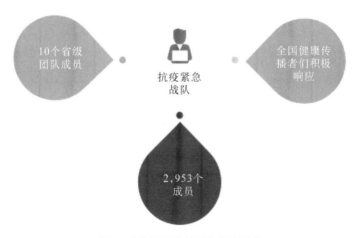

图 1　"抗疫紧急战队"成员组成

重点工作,形成每日工作战报,确保战队组织管理有序、落实执行高效、全面服务一线战疫大局。

为精准研判舆情走势,"抗疫紧急战队"第一时间云集跨专业、跨地域、跨战线的专家团队组建了智囊团舆情指导组。舆情指导组汇集了政府舆情官员、医学健康专家、网络信息专家、网络大V、法律专家、外交事务专家、政法领导干部、青少年思政工作者、资深新闻发言人、新闻传播学教授、品牌传播专家、大数据技术专家及前线记者等。作为智囊团,他们时刻准确把握中央的指示精神,坚持严把政治关,树立全局大局意识,科学预判走势,秉承客观、理性、精准、全面的原则,每日向国务院联防联控机制工作组、中央指导组武汉前线指挥部、国家卫生健康委宣传司等上报舆情研判日报,为决策层提供理性专业咨询。

三、实时监测追根溯源

2020年3月,我国网络新闻用户规模达7.31亿,较2018年底增加5,598万,占网民整体的80.9%;手机网络新闻用户规模达7.26亿,较2018年底增加7,356万,占手机网民的81.0%。数据显示,疫情发生以来,每个网民每天花在移动互联网上的时长比年初增加了21.5%,全国8.54亿网民平均每天上网近8小时,平均每天与疫情相关的发帖量在70万个左右,李文亮医生去世当天24小时内网络上就有1,200多万个相关帖子。网络新媒体平台成为社情民意的集散地,因此,把握网络舆论主战场的主导权就显得尤为重要。

为时刻把握舆情走势,2020年1月底至3月底,舆情指导组全体队员坚持实施24小时不间断式监测,并根据监测数据进行大数据统计分析、制作每日舆情图表等。为做好舆情研判工作,舆情指导组坚持汇聚各方面消息情报,通过采取科学画像、人工智能预测模型、理论结合逻辑推演等方式综合分析研判、追根溯源,并基于舆情分析结果,发挥专家的专业优势与敏感性,深入讨论分析,形成综合判断,给出专业建议。

四、价值引领专业谏言

舆情指导组时刻严格贯彻落实中央一系列重要指示精神,发挥每位专家丰富的实战经验,坚持把科学的理念、正确的价值引领落地坐实,把每日舆情研判和复盘做好做实,为高层决策献言建策。

(一)严把政治关,坚持以人民为中心

舆情指导组秉承客观、理性、精准、全面的原则,每日定时向国务院联防联控机制工作组、中央指导组武汉前线指挥部、国家卫生健康委宣传司等上报舆情研判日报;坚持以人民为中心,尊重舆论发生发展规律和特点,坚持正确的价值判断。当负面情绪出现时,舆情指导组不建议简单化处置,也不倡导生硬地通过正面歌颂去对冲平衡事态,而是本着实事求是的精神,在事件发展方向与演进方式上展开理性讨论,以疏为导,并提出有效的建议。比如,武汉一度出现受疾控措施影响的流浪人员等问题,舆情指导组专班第一时间提出了合理措施,主动向中央指导组反映情况,得到了中央指导组高度重视,次日即派出队伍核实相关情况,就地安置解决了生活困难的有关人员。还有某医院防护用品不足、医务人员用一次性床单、垃圾袋制作防护服的照片热传等信息泛滥,在全社会造成了极其不良的影响。舆情指导组建议请当地卫生主管部门、医院负责人如实介绍在汉医务人员防护用品供应情况,公布对存在问题的整改措施,得到了网民理解,舆情风波化为平静。

让社会弊病得到理性的反思与纠正,及时改正有关部门存在的官僚主义、形式主义苗头,面对网络舆情言辞激烈和群情汹涌,舆情指导组坚持把人民利益放在首位,通过理论分析和科学评判,结合中央指导组把控全局高度和一线人员实践所需,认真提出舆情对策。针对一些虽无主观"恶"意但容易造成民众情感撕裂的舆情,通过妥善引流、限流等组合拳,切实弘扬与引领好社会主义核心价值观。

(二)把握舆情规律,发挥专业力量

舆情指导组始终坚持政治高站位,不空喊口号,不上纲上线,以实践性和可操作性作为提出建议的标准,通过对舆情现象深入推演剖析,最终形成若干条极具操作性的对策,转化为有关决策部门的具体行动方案。

在工作理念上,舆情指导组坚持科学、理性、及时、公正、权威。为保障专业性和权威性,舆情指导组坚持让专业的人说话,通过引入大量医学、疾控专家,形成更前瞻、更专业的意见。比如,在实际操作中,面对思想认识方面的问题,舆情指导组自媒体大 V 和资深评论员,秉持抓准首发效益原则,引领舆论,发挥导向引领效应。

五、回望战疫检验成果

自 2020 年 1 月 31 日正式发出第一份研判报告开始,专家组每天撰写、按时报送专报,总计上报了 60 期舆情研判报告。2020 年 3 月 28 日,援鄂中央指导组防控组社区防控队坚守 50 天后离汉。援鄂的 346 支医疗队 4.26 万人陆续返航后,中国医师协会健康传播工作委员会组建的 281 人"抗疫紧急战队"也于 2020 年 3 月 31 日胜利完成了第一阶段使命。

60 天的研判建议,绝大多数建议做到了提前 2 至 7 天准确判断,包括舆情指导组提出新闻发布会全套发布流程、原则、技巧在内的 50 条建议被国家有关部门采纳。

被采纳的典型建议如下:

(1)启用党校、宾馆、体育展馆等隔离轻症患者;

(2)加大互联网问诊平台建设,化解医院资源挤兑和交叉感染危机,积极引入心理干预遏制大面积暴发精神疾病;

(3)以战时标准,主动迅速开展疫情防控牺牲人员烈士褒扬工作;

(4)突出对医务人员的人身保障和心理关怀,准确妥善指导处理疫情期间的多起伤医事件;

(5)国家卫生健康委员会、中国医师协会悼念李文亮医生;

(6)重视非新冠患者的分类诊治工作,加快恢复特殊门诊;

(7)对各版本治疗方案,提供一线临床参考和舆情反馈;

(8)不断完善康复出院患者的居家隔离规程;

(9)对有争议的病逝患者进行病理解剖回应社会关切,对无症状感染者的传播风险进行科学发声和疾控管理;

(10)加强对日韩等国际社会疫情的关注,适时提供防疫、抗疫经验及诊断方法等援助；

（11）在方舱医院成立临时党组织，实行病友自我管理；

（12）推广中药制剂辅助治疗，实行中央药房科学配制；

（13）加强交通车辆运输管理，重点防范铁皮车厢或后备厢运送人员；

（14）对中小微企业制定特殊时期的减免税、租金、用工补贴政策，减轻民营企业生存压力；

（15）加大患者排查力度，确保排查全覆盖的实现，确保患者"应收尽收"目标落实到位；

（16）提倡中西医结合治疗针对性药方，减少疑似病例和确诊病例基数；

（17）北京韩红爱心慈善基金会被网民举报，建议有关部门依法介入调查，公开回应调查结果；

（18）关于病毒源头的争论，应由具备权威背景的学术专家进行科学解读，一般单位及人员不得自行翻译文献参与争论；

（19）监狱系统暴发感染后，建议迅速查清养老院等特殊机构的情况；

（20）加大对抗疫一线牺牲的医护人员的宣传和表彰，使他们的牺牲能够被更多人关注到，让更多人记住这些优秀的医护人员，以及那些一直坚守在抗疫前线的人员；

（21）各地复工复产提上日程，建议各地要以经济建设和发展为中心，鼓励制定刺激消费举措，振兴内需经济，弥补外贸损失；

（22）舆论引导上防止"家乡建设你不在，万里投毒你最快"等尖刻语言，对回国避疫的留学生和华侨中有少数人隐瞒病情，或者提出不合理的要求等情况，应当批评，但对于出现的负面个案报道，应避免占用过多的舆论资源，避免出现针对回国同胞的污名化、标签化，主流媒体多宣传疫情前期海外留学生和华人华侨对国内的支持和义举；

（23）黄冈、孝感等城市疫情预警与提前分流收治；

（24）境外疫情发展迅猛，有序安排部分特别有需要的华侨同胞入境；

（25）关于海外留学生归国潮问题，建议驻各国使馆和当地侨社，发放防疫手册、基本防护用品等健康包，鼓励留学生本地隔离观察，避免途中交叉感染风险，对已回国的留学生集中隔离观察，统一检验标准；

（26）将中国抗疫经验快速翻译成多国语言，积极分享，帮助世界各国共同抗疫；

（27）制定风险评估等级，实行健康码，加快复工复产和人员有序流动，避免一刀切影响全国各地社会经济运行；

（28）加大对中小微企业的扶持力度，建议各地国有企事业单位出台租金减免政策；

（29）强烈建议各口岸一律实行就地集中医学观察 14 天，不设居家隔离，防止因入境环节复杂不统一而出现疾控漏洞导致社区传播；

（30）对全体入境人员，不论国籍实行无差别、无歧视、无特殊化疾控措施，对湖北、武汉外出务工、经商人员应予以尊敬优待，并科学、合理、有序地安排人员流动和复工复产，防止肤色、地域等被污名化和歧视的现象。

六、专家点评

"春节期间看到疫情暴发，感觉此次疫情极有可能演变为重大公共卫生事件。疫情必将引发舆情，舆情与疫情密切交织，情形十分复杂且危急，必须尽快组建舆情指导组。"

"国家卫健委的求真务实、一心为民以及中国医师协会的科学理性是做好这项工作的重要前提，传播工作委员会刘哲峰、施琳玲两位负责人的使命感、责任感和身体力行是推动这项工作落地的关键，整个抗疫战队的齐心协力、无私奉献是打好这场仗的重要保障。"

——中国医师协会健康传播工作委员会舆情指导组长刘丽萍

"疫情全面暴发后，公众对信息的需求非常迫切，媒体进行及时、准确、全面的信息披露和解读，可以使公众对信息的需求得到满足，从而增强公众的心理承受能力和心理包容能力，使思想和行动趋向冷静理智。反之，如果信息披露不及时，则会导致公众对形势的判断模糊不清，甚至感到无所适从。"

——中国医师协会健康传播工作委员会常务副主任委员、海南博鳌乐城国际医疗旅游先行区管理局副局长刘哲峰

"疫情初期，健康信息鱼龙混杂，为此，健康传播工作委员会紧急组建科

普组、辟谣组,由百名优秀的医学科普大咖组成,利用其强大的自媒体基因,针对健康类信息谣言做出有针对性的辟谣。"

——中国医师协会健康传播工作委员会常务副主任委员兼秘书长、南通大学附属医院党委宣传部部长施琳玲

实践六 战疫全媒体"云平台"

2020 年伊始,新冠肺炎疫情席卷而来,全国"战疫"形势严峻。为更科学、更精准、更高效地提高群众对新冠肺炎的认知度及防控能力,打好疫情防控的"数字化"阻击战尤为重要。在国家卫生健康委宣传司的指导下,中国医师协会健康传播工作委员会联合各大主流互联网平台研发推出了全网信息最全、服务能力最强的战疫全媒体"云平台",为全社会疫情防控工作提供了强有力的信息输出和能力支持,真正实现了一个页面链接全网资源。

一、组建全媒体"云平台"

新冠肺炎疫情暴发后,全国进入警戒状态,为阻断疫情的进一步传播,切实保障人民群众的身体健康和生命安全,多省市启动一级响应,各级、各类企业全面推迟复工。公众"宅"在家中,通过互联网与外界建立联系,获取资讯与服务信息的需求非常迫切。面对疫情初期抗疫信息冗杂混乱、防控科普良莠不齐、疫情数据重复失真、医疗服务泥沙俱下等现状,中国医师协会健康传播工作委员会快速行动,整合抗疫资讯、汇聚全网能量,第一时间成立了战疫全媒体"云平台"筹备工作组,技术研发由广东省医师协会健康传播工作委员会负责,资源链接由健康传播工作委员会秘书处负责。

技术研发上,为最大化融合全网资源,结合现阶段互联网的传播特点,以及小程序等产品存在分享功能受限等弊端,工作组最终采取以 H5 的技术形式建设战疫全媒体"云平台",即对互联网上各权威平台的抗疫页面对外链接进行抓取,按照资讯、服务等逻辑顺序进行有机排列,设置个性化按钮,将所有功能直接在一个页面上进行呈现,用户只需进入战疫全媒体"云平台"主页,即可轻松获取各类信息资讯。

内容供应上,工作组通过收集、归类、分析用户询问最多的话题进行供应。比如,怎样做到疫情的有效防控?网络谣言信息的背后有何真相?如何实时了解疫情的发展状况?如何在线免费问诊?如何查询发热定点医院?如何锁定患者的同行程,从而有针对性地做好外联服务,寻找或研发相应的权威信息发布或医疗服务支持平台?经过工作组的层层筛选、甄别与评估,平台联合今日头条、央视频、快手、腾讯较真、海鹚科技、有来医生、微医、搜狗搜索、清博大数据、《中国家庭报》、喜马拉雅、学而思网校、医师服务平台、国衡智慧等互联网机构,陆续特设致敬最美逆行者、头条热点、一线防控战报、远程健康服务、央视频疫情直播、防控快视频、腾讯较真辟谣、有来科普专题、微医公益问诊、患者同行程查询、疫情防控线索征集、发热定点医院、防护产品企业查询、24 小时心理咨询、疫情防护语音专辑、学而思停课不停学、蔬菜合作社查询、资源下载专区、医师服务平台、众志成城智能防疫、权威政策解读、捐赠需求汇总等 22 大专栏,指导公众一站式正确认知和防控疫情。

工作组分工协作,多项任务同步紧张进行,框架搭建、页面设计、需求对接、按钮创设、链接抓取……仅用 24 个小时,研发团队就顺利且高质量地完成了平台的建设任务。2020 年 1 月 28 日,战疫全媒体"云平台"正式上线。平台不仅使公众可通过图文、音频、视频等多种形式快速全面地追踪一手疫情动态、获取前线医务工作者的抗疫战报、了解疫情防控知识及措施、查询各大机构捐赠需求信息等,还提供孩子的线上学习、24 小时免费专家咨询、实时查询全国发热门诊/医疗救治定点医院的查询定位等服务。同时,平台还预留了开放端口,支持更多的权威疫情防控官方服务资源接入。据悉,该平台为全网最早推出的抗疫全媒体产品。

二、一站式全服务覆盖

在各方的支持下,战疫全媒体"云平台"自上线以来,接入端口持续增加,涉及领域日益广泛,服务功能也在不断提升,在全网疫情防控资源中充分发挥了有效的连接和联动作用,有效保证了公众及时获取权威高效的疫情信息、防控科普和在线服务,社会反响热烈,受到了网民的广泛欢迎和一致好评。截至 2020 年 4 月初,央视频直播累计观看人次达 1.34 亿,微医上 52,979 名医生在线提供咨询 169 万例,喜马拉雅《疫情防护科学指南》播放量达 2,324 万次,心理 24 小时专栏提供咨询 94,523 例,心理手册总共被领取 1,597 次,学而思观看人次达 30 多万,医师服务平台阅读量达 50 万,一线防控战报专栏收到各方投稿 4,000 余篇,"致敬最美逆行者"小程序总阅读量突破 1,000 万,赠送勋章 98 万,共有来自全国 1,700 家出征医院、万名医护人员入驻,记录逆行天使的战疫故事近 5 万条。

(一)减少"乱"——让资讯更"精准"

全民抗疫,互联网因其广泛性、便捷性的特点,拥有了比传统媒体更强的渗透力,但同时会使公众备受信息纷杂、辨识度差等问题困扰。为此,战疫全媒体"云平台"对所有抗疫资讯全面、系统地优化去重,让每一条资讯都更"精准"。公众在实时获取一线战报、头条热点、央视频疫情直播、防控快视频、疫情动态分布图等最新资讯的同时,也可通过平台及时查询全国发热定点医院、患者同行程等,想用户所想,急用户所急。

(二)避免"恐"——帮公众"自查自救"

在疫情暴发初期,许多人每天醒来的第一件事,就是打开手机查防控知识。腾讯较真辟谣、有来科普专题、远程健康服务、微医公益问诊、疫情防护语音专辑等栏目,以文字、音视频等多种形式向用户提供权威易懂的科普信息和服务,可有效帮助用户减少恐惧心理,还原真相。互联网超越了时间与空间的限制,为公众提供了一个"自查自救"的平台,主动发现、主动上报,便可做到早发现、早治疗。

(三)助你"宅"——生活学习"两不误"

抗疫期间,"宅"家隔离就是在做贡献。为解决足不出户的现实困难,平台接入了微医、学而思网校、24 小时心理咨询、蔬菜合作社查询等服务平台。平台组织百余位包括全国特级教师、家庭教育专家在内的名师共同推出中小学公益课堂,为全国中小学生们讲课;联合清华大学社科院心理学系及六合心理,集结国内权威心理专家,为社会各类人群提供 24 小时免费心理援助,帮助大家在疫情期间改善心理状态,缓解焦虑,共抗时疫;提供蔬菜合作社查询,解决大家的生活难题等。

(四)帮你"忙"——缓解行业"痛点"

抗疫形势严峻,全国医疗卫生行业、各大医疗机构均面临物资短缺等问题,平台特别开发了自助上传端口,发布社会捐赠需求信息;提供防护用品生产企业查询,汇聚全国各省市的相关信息;特设共享端口—资源下载专区,供各单位自行下载健康传播工作委员会制作或认证的基层医疗机构培训课程、科普视频、传播指南、战疫海报等,做好健康传播。

(五)致敬"美"——绘制英雄"网络图谱"

平台还特别开发了"致敬最美逆行者"小程序,该活动是在中央网信办网络评论工作局、国家卫生健康委宣传司和中国医师协会指导下,由健康传播工作委员会、健康中国新媒体平台联合发起的。活动为每一位出征战疫一线的逆行者定制网络英雄卡,生成个性化海报,让用户了解他们的故事,认识那些在口罩和防护服下的英雄们的面孔,共同为"逆行者们"点赞。同时,平台还特设了英雄榜、战疫科普、战疫日记、战疫故事等专栏,通过广大网友的积极参与,绘制了一张战疫英雄的"网络图谱"。活动上线后,即受到了社会各界的广泛关注。

三、"云平台"实践成果

在助力疫情防控工作中,健康传播工作委员会利用自身的协同联动机制,主动迅速出击,与各大主流媒体互联互通、共建共享,为全国"战疫"注入了一股强劲的平台力量,发挥了全媒体平台的实力与优势,在社会各界引起了强烈反响,形成了五大特色。

(一)汇聚合力,联动数十家主流媒体

在重大突发公共卫生事件面前,央视频、腾讯、今日头条、搜狗搜索等互联网主流媒体固有的权威性、公信力以及粉丝基础依然凸显,公众对他们推出的内容和作品有很高的信赖感,健康传播工作委员会发挥其连接优势,通过联动数十家主流媒体的力量,汇聚各平台独有的传播优势,图片、文字、音频、视频等产品协同共振,整合资源,形成全方位、立体化的宣传态势,助力抗疫效果,不断为打赢疫情防控阻击战贡献力量。

(二)多元推广,释放亿级传播能量

健康传播工作委员会作为聚拢医疗卫生行业群体的重要平台,一方面凭借其独有的 2,951 个成员、10 个省级健康传播委员会团体成员的组织优势,利用其全面高效的官方强国号、公众号、头条号等媒体融合传播矩阵,通过新媒体力量自上而下、由点及面进行循序渐进的推广;另一方面借力合作的主流媒体的粉丝基础及优质栏目,结合其陆续推出的抗疫个性化作品进行动态轮播发布,不断增强各载体传播渠道分发的有效性。

(三)融合创新,让服务触手可及

在战疫全媒体"云平台"的具体应用中,远程健康服务、微医公益问诊、患者同行程查询、24 小时心理咨询等通过数字技术融合创新,提供系列解决方案,增强个性化服务能力,使所有用户在家里即可轻松问诊、咨询,以更好地应对突发公共卫生事件,使相关信息被精准地传递给社会公众,受到广大群众的欢迎。

(四)共建共享,实施云资源管理

为解决各医疗卫生机构在抗疫期间制作专业视频、专业海报、培训课程的实际困难,平台特设了专门的共享端口,所有经过审核、筛选的培训课程、科普视频、传播指南等大容量资源将被批量上传至云端,弥补以往通过邮箱等平台进行分享的不足。平台还设有"一线防控战报"专栏,支持各单位随时随地"云供稿",及时上传抗疫动态、防控知识,打造一个易用、有用的资源使用环境,满足公众共建简捷、共享高效的资源使用体验,实现资源的共建共享。

（五）接入便捷，轻载体轻传播

战疫全媒体"云平台"在内容接入上可谓十分便捷。平台上线后，同步预留了对外开放的端口，支持各级、各类权威服务供应商通过链接实现快速接入。此外，平台的对外展示入口是一个独立的网页，公众可随时随地通过微信、QQ、网页、短信等平台进行分享、传播，符合当今网络"轻"传播的特点。平台内容设计也尽可能地突出"轻"，注重小切口，以轻代重，抓住兴趣点，以更好地适应新兴媒体发展规律。

四、专家点评

战疫全媒体"云平台"，依托互联网开放、高效、便捷的优势，以网民关心的具体内容为导向，以各主流媒体平台为连接器，结合所设置栏目的特点，突破时空的限制，充分发挥前所未有的资源整合能力，全力在线"战疫"。在应对此次重大突发公共事件的过程中，平台通过数字技术帮助政府搜集线索、发布疫情资讯，帮助公众掌握疫情防控科普知识，提供线上问诊、咨询等服务，在实现互联网平台多方共赢的同时，也逐渐增大了资源共享的宽度与深度，有效避免了因疫情而出现的社会恐慌。

新时代，要健全社会治理制度，完善社会治理体系，十九届四中全会也强调了"坚持和完善共建共治共享的社会治理制度"。通过此次抗疫实践不难发现，在共建、共治、共享的社会治理格局之下，战疫全媒体"云平台"发挥出强大的优势，极大地提高了信息的传播能力和传播效率，实现多主体、多维度的协同合作，积极探索出了一条平台间深度融合、聚合共振之路。

从整体上看，我们既要充分认识到战疫全媒体"云平台"在此次疫情防控中的"新"作用，更要着眼在"后疫情时代"，深化共建、共治、共享，进一步依托平台为决胜抗击疫情担当时代使命、贡献智慧力量，继续为坚决打赢疫情防控的人民战争、总体战、阻击战提供更强大的信息与服务支撑。

实践七　创意满满的"云晚会"

疫情期间,中国医师协会健康传播工作委员会联手《中国家庭报》,立足官媒、党媒定位,发挥在医疗健康领域的专业优势和服务家庭的一贯精神,迅速主动出击,联系相关部门、开展机构合作,聚焦特殊时期百姓需求,在居家办公的现实条件下组建了一支"招之即来,来之能战"的团队,利用融媒体技术加强内容生产与传播,面向全民开展了一系列卓有成效的工作,包括疫情初期的公益广告、心理咨询项目、快手系列直播等。

其中,影响最大、传播最广、最有复盘价值的两次活动,分别是 2020 致敬白衣勇士网络元宵会和"315+E"云打假健康科普晚会。

一、活动回顾

(一) 活动一:2020 致敬白衣勇士网络元宵会

活动时间:2020 年 2 月 8 日 17:30—18:30

活动背景:疫情期间,由于病毒来势汹汹,广大人民群众对于病毒知之甚少,公众的怀疑与恐慌情绪随事态发展而呈现出波动上涨的态势,以移动互联网为主阵地的多个舆论场出现较大搅动。主办方认为,有必要通过对一线医护人员的正面宣传来进行舆论引导,并通过强化传统佳节仪式感的方式,帮助人民群众坚定战胜疫情的决心和信心。

活动形式:以"致敬主会场+科普分会场"的形式同步直播,依靠快手多链路直播间技术,实现主会场与分会场的同时观看与自主切换功能。

组织主体:由中国医师协会健康传播工作委员会、"健康中国"新媒体平台《中国家庭报》、快手、央视频、中国传媒大学媒介与公共事务研究院主办,获得海南博鳌乐城国际医疗旅游先行区、湖北省卫生健康委员会、武汉市卫生健康委员会等18家单位,及淮秀帮、知麻糖、小安健康说等自媒体的大力支持。

活动过程:

1.主持人选

主会场由北京电视台主持人傲然、协和医院林国乐医生联袂主持,科普分会场由沈阳市第五人民医院医生尚书、北京大学第一医院密云医院医生巍子携手主持。

2.重要主题

活动的一大主题,就是通过直播向奋战在一线的白衣勇士送祝福。因此,健康传播工作委员会设计了"向一线医护人员送元宵"环节,组织全国31个省份医院代表为前线同仁送上元宵。

3.环节设置

整场节目分为"集结—担当""无悔—出征""守望—使命""必胜—信心"四个篇章,通过分层次、多场景的视频连接,为一线医护人员、外省驰援医疗队发声,并设置"为李文亮医生点亮烛光"纪念活动、在线发布《致敬最美逆行者》活动等特别环节,在传递健康防疫知识的同时,带领观众见证诸多感人瞬间,坚定了温暖相助、共克难关的信念和信心。

(二)"315+E"云打假健康科普晚会

活动时间:2020年3月16日17:30—19:00

活动背景:受疫情影响,一年一度的3·15晚会延迟播出,但打假战役没有暂停。尤其是在特殊时期,人们对医疗健康领域的关注度居高不下,一场去伪存真的信息打假行动显得至关重要。

活动形式:以"打假主会场+科普分会场"形式同步开播,依靠快手多链路直播间技术,实现主会场与各分会场的自主切换功能。其中,打假主会场设在《中国家庭报》运营的"健康中国"快手官方号,科普分会场则由"恩哥聊健康""胖叔聊营养""李瑛医生""付虹医生""医哥Dr姚"等新媒体账号同步参与。此外,晚会现场还设有明星连线。

组织主体:由中国医师协会健康传播工作委员会、《中国家庭报》、健康中国新媒体平台主办,由中国互联网联合辟谣平台、腾讯较真、腾讯指数联合发布,中国传媒大学媒介与公共事务研究院提供学术支持。

活动过程:

"315+E"云打假健康科普晚会共分为四个篇章,邀请了几十位抗疫一线医护人员、专家及医疗团队,与网友进行了近100分钟的谣言解析和健康科普,其中穿插脱口秀、舞蹈、明星连线等,在轻松活泼的氛围中为网友带来了一场健康知识盛宴。

篇章一:吃货的疑虑。该篇章首先揭晓了由中国互联网联合辟谣平台、腾讯较真、腾讯指数、中国医师协会健康传播工作委员会联合发布的疫情期间健康类谣言榜单——健康饮食类。其中包括"喝中药'鸡屎藤'、单枞茶、马黛茶、金银花等茶可以预防病毒""疫情期间橘子不能边剥边吃"等在网络上广泛传播并被网友多次转载的危害性极大的健康类谣言。

篇章二:身边的谣言。该篇章揭晓了疫情期间健康类谣言榜单——科学防护类。直播互动中邀请了明星马苏为网友们揭秘关于口罩的知识,并邀请了中科院青年科学家张宇识以脱口秀的形式,揭秘"父母朋友圈"这个"坊间谣言聚集地",将直播晚会推向高潮。

篇章三:世界在眼前。该篇章设计直击疫情期间最具迷惑性的全球传播信息,通过打假谣言、揭秘真相,为公众解疑释惑。该篇章特别邀请了新媒体账号"妖娆一哥"姚乐医生,用脱口秀的方式透析热门谣言背后的有趣故事。同时,通过主持人带领网友一起云"洗手",传递正确的洗手方法,提升公众的健康意识。

篇章四:医生有良言。该篇章由两个主要环节构成,其一,由姚乐医生和王杨医生发起现场连线,针对网友有关疫情防控的各种问题提供专业解答;其二,由北京大学人民医院心内科张海澄教授通过线上讲解,为广大网友提出有关健康传播和快乐生活的专业建议。

最后,医生版《野狼 Disco》为晚会画上了圆满的句号。

二、实践成效

(一)2020 致敬白衣勇士网络元宵会

疫情期间,中国医师协会健康传播工作委员会组建了"抗疫紧急战队",在 48 小时内策划并制作完成了这台 2020 致敬白衣勇士网络元宵会。这是《中国家庭报》、中国医师协会健康传播工作委员会的全网首次直播。

据平台数据统计,节目总观看人数 993.8 万,总点赞数 1,133.3 万;累计传播媒体《人民日报》、人民网、中国新闻网的数据,最终总观看人数达 1,307.4 万,总点赞数达 1,973.4 万。

(二)"315+E"云打假健康科普晚会

疫情期间,"抗疫紧急战队"中的辟谣战队,与中央网信办联合辟谣中心、腾讯较真平台联合辟谣 480 余条,并在 29 小时之内策划、制作完成了"315+E"云打假健康科普晚会。这是继 2020 致敬白衣勇士网络元宵会之后,"抗疫紧急战队"的又一次发力。

据平台数据统计,节目在线观看人数达 527.4 万,仅快手平台主会场和分会场 7 路直播间总观看人数就达 392.4 万。

三、创新亮点

(一)舆论导向与传播规律兼顾——让主旋律更"讨喜"

为了兼顾舆论导向与新闻传播规律,生产出人民群众喜闻乐见的节目,《中国家庭报》选择了时下最喜闻乐见的方式——网上视频直播。

这一方式既保持了传统广播电视灵活生动的表现形式,又具有互联网按需获取的交互特性。同时,其快速、开放、共享、自由、可存储的特点,大大方便了内容生产者与接受者之间的沟通。与电视直播相比,网上视频直播成本更低、内容局限更小、播出时间更为灵活,还可以回放、点播等,能够更有效、更立体地完成疫情期间的宣传要求;与网络文字、图片直播相比,网上视频直播更直观、内容容量更大。

(二)以疏导取代控制——让受众变成"自来水"

网络用语中的"自来水",弥足珍贵。通常,人们用"水军"形容那些伪装成普通网民发布评论,以提升某些作品或商品口碑的群体。当一部作品拥有众多因认同与喜爱自发"安利"它的拥趸时,就产生了"自来水"现象,即大规模地主动推广。

当下,人们参政议政、公开表达的意愿普遍增强,高度发达的互联网也为人们提供了表达意见的舞台。这些表达类型多样,观点不一,其中不乏消极、片面的态度。这些负面舆论是客观存在的,也是不利于抗疫阻击战的。对此,我们的对策是疏导与转化。

(三)以主动出击取代被动应答——让官媒不再"高冷"

特殊时期孵化了新的模式,伟大时代催生了新的动力。疫情期间,各种消息混杂着流言,挤占着人们的视线。作为官媒,《中国家庭报》选择主动出击,不仅改变了官方媒体"被动回答"的思维定式,抢占了舆论先机,更上演了一场场新闻传播界的"中国速度"。

(四)以多向互动取代单向灌输——让官媒与网友对话

现阶段的舆论引导中,主流媒体特别是党媒、官媒,习惯沿用自上而下的单向灌输模式,虽然保证了信息的权威性、导向性,却不利于激发公众的关注热情,也不利于听取民意反馈,进而实现自我修正。因此,在以上两场活动中,《中国家庭报》舍弃了自上而下的单向灌输模式,通过多向互动,达到了良好的传播效果。

首先,网上直播具有开放性,支持双向互动的在线实时交流。在直播中,受众在网上通过文字提交问题,主持人和嘉宾通过视频画面解答,实现了文字、语音、视频同步传输。

其次,作为时下主流的一种传播方式,大部分受众熟悉相关操作方式,互动门槛低,参与热情高,通过参与活动使收看直播的用户身临其境。

四、专家点评

传播的过程就是沟通交流的过程,是人与人、人与组织、人与社会、组织与组织之间一系列的相互连接和影响产生的信息的互动与流通。现代社会中的人际社会通过无形的信息链接实现勾连。在有重大疫情传播的特殊情境下,社会公众对于信息服务的需求比以往更加迫切和多元。

2020 致敬白衣勇士网络元宵会和"315+E"云打假健康科普晚会的健康传播实践之所以能够颇具反响,很大程度是由于其实现了线上线下结合的互动式传播和沟通,将复杂信息的解读与人际沟通的删繁就简相结合,放大或凸显了专业化传播对社会生活和社会心理的影响作用,并创新了传播途径。

传播学是在社会学、政治学、社会心理学等诸多学科研究与实践基础之上产生的新兴学科,对社会生活和社会心理的关照一直是传播学研究和传播实践的重要内容。对与人类生存发展直接相关的健康问题及现象的关注,一直是媒体传播的题中之义。

(一)回答社会提问,积极进行正向传播

2020 年席卷全球的新冠肺炎疫情表面看是医学议题,实际上也是社会议题。新冠肺炎疫情不仅影响了社会成员的健康生活,妨碍了社会的协调发展,更引发了人们对于全球化及去全球化的讨论,引发了一系列社会普遍关注的重要问题。在新冠肺炎疫情传播的过程中,由于人们对于风险信息的知识储备缺乏,使得对信息的渴求表现得比以往更为迫切,对媒体的正向引导也更为需要。专业媒体和专业组织对新冠肺炎疫情发展及其影响的信息传播和舆论传播,应符合社会的主流价值标准和行为规范,符合最大多数社会成员的集体利益。

《中国家庭报》的相关活动,符合疫情期间的社会现实及需要,深度契合我国的主流价值观,在积极宣传正能量、正确引导社会舆论方面可圈可点。

(二) 诉诸情感传播,疏解公众心理压力

提到传播,很多人想到的往往是信息传播、舆论引导,但在汶川地震以来的各类突发事件信息传播实践中,我们发现媒体在社会动员组织和心理疏导方面有着独特的作用。传播是富有人情和人性的社会活动,掌握受众的心理活动规律,有助于挖掘传播现象发生的内在动力和情感因素。

在新冠肺炎疫情这一重大突发公共卫生事件的影响下,人民生命健康遭受重大威胁,常态化生活遭到破坏,不可避免地会出现焦虑、恐慌等负面情绪,产生应激,甚至焦虑、抑郁等心理问题。此时单纯的信息传播很难做到"对症下药",要纾解大众的心理不适,需要将医学的专业精神与媒体的大众化表达结合起来,通过受众喜闻乐见的形式,润物细无声地实现健康传播"知、信、行"的良性循环,在实现情绪情感的疏导的同时,进行健康行为引导。

(三) 创新传播渠道,激发公众自觉传播

互联网的迅猛发展,不但改变着传媒业,也对社会生活产生了重大影响。用户在新闻生产中的作用不断彰显。《中国家庭报》举办的两场活动,紧扣重大时间节点,时效性强,社会引导价值大。两次活动从内容和形式两方面均契合了当前社会公众的关注重点和文化消费特点,借助互联网平台,以生动幽默的方式实现了与网友的互动,将对医护人员的守护之情渗透其中。因其是受众关注的优质内容,解疑释惑作用明显,从而引发了广泛关注和自觉传播。

实践八　绘制全网英雄"云图谱"

新冠肺炎疫情暴发后,习近平总书记就关心爱护参与疫情防控工作的医务人员专门作出重要指示,强调医务人员是战胜疫情的中坚力量,务必高度重视对他们的保护、关心、爱护,从各个方面提供支持保障,使他们始终保持强大战斗力、昂扬斗志、旺盛精力,持续健康投入战胜疫情斗争。

中国医师协会健康传播工作委员会积极响应习近平总书记的号召,用心倾听社会群众的声音,发挥委员会宣传优势,先后开通了官方强国号、头条号、快手号、抖音号、央视频号,联合各成员单位对一线故事进行了实时采集和客观报道。同时,健康传播工作委员会主导搭建了"致敬最美逆行者"活动平台,搭建了抗疫英雄和广大人民群众间的桥梁,构筑了湖北省和全国各省间的信息通道,实现了抗疫英雄和广大人民群众、湖北省人民和全国各省人民之间的信息和情感互通,为4万最美逆行者绘制了"战疫英雄"网络图谱,将英雄形象和故事永久留存。

一、前瞻架构,支持扩展

"致敬最美逆行者"活动平台从0到1虽然只用了两周时间,却并不缺乏顶层设计。

具体来说,"致敬最美逆行者"活动平台由十大系统支撑,由二十个功能模块组成,实现了多终端联合呈现的整体设计。设计终端包括"蝴蝶医卡"微信小程序、"蝴蝶医卡"H5、"蝴蝶医卡"医生应用端、内容审核端H5、内容管理平台(web)、"蝴蝶医卡"公众号等。各终端应用内含医疗队信息数据库系统、抗疫医院信息数据库系统、抗疫人员信息数据系统、内容发布系统、内容运营管理系统、互动系统、抗疫支援医院及医护人员搜索系统、账户系统、福利活动系统、数据统计系统。信息收录方面,平台集纳了全国各级医院支援湖北数据信息及抗疫医护人员信息,支持300万医护信息同步录入更新;内容展示方面,平台为医疗队提供了信息展示主页,并实现了信息搜索功能、LBS展示功能、个性化海报、个性头像、个性化标签、个性化勋章;用户互动方面,平台满足了千万级的用户留言、点赞、分享、检索等功能(见图1)。

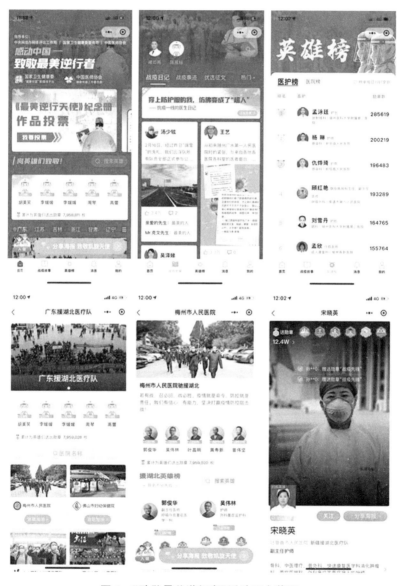

图1 "致敬最美逆行者"活动平台截图

（一）用户端："蝴蝶医卡"微信小程序

　　利用微信10亿用户基础,借力微信小程序框架"轻""快"的特征,"蝴蝶医卡"微信小程序高效实现了为每个抗疫医护工作者提供带有微信分享功能的定制卡片及个性化海报。在微信客户端,网友可快速搜索并关注一线抗疫医护人员,查看其动态,为其送上20款不同主题的个性化勋章。平台通过广大网友的积极参与,绘制出一张"战疫英雄"网络图谱。"蝴蝶医卡"微信小程序上线一周,实现了百万传播效果,活动获得了千万次的曝光(见图2)。

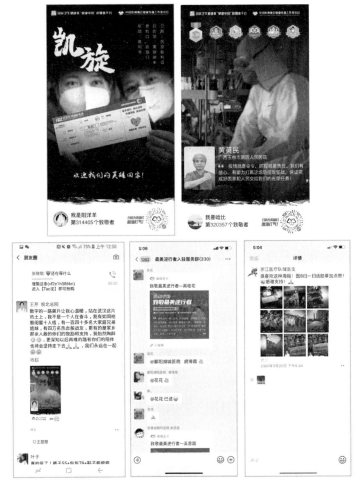

图2　"致敬最美逆行者"活动平台 DIY 海报及宣传推广截图

（二）用户端："蝴蝶医卡"H5

在"蝴蝶医卡"微信小程序上线并取得极大曝光和广泛影响的同时，健康传播工作委员会推广组、产品组、技术组又实现了"蝴蝶医卡"H5 的同步上线，构建出大内容中台、小业务前台的技术框架，并实现了多终端信息无差别呈现和多端访问自适应功能。今日头条、腾讯新闻、快手、有来医生、健康界等多个平台的联合推广，将活动传播推向了新高潮。

（三）"致敬最美逆行者"信息管理系统（医院端）

"致敬最美逆行者"活动上线之初即受到了近 2,000 家医院的"云"应援，医院管理者、宣传工作者与项目团队同时进行抗疫人员信息录入、更新和维护，对信息管理系统提出了极高的要求。在此情况下，研发团队实现了系统几方面的性能：一是保密性，平台登录采用手机号+验证码方式，所有信息都进行"端到端加密"，极大保障了医务工作者信息隐私；二是普适性，系统兼容不同浏览器，适配不同医院工作人员的操作习惯；三是同步性，前后端平台同步运行；四是权限管理，医院管理工作者和宣传工作者及其他医院工作人员可根据不同分工设置不同管理权限；五是协作性，抗疫队员在前线工作繁忙，时间紧迫，平台充分考虑前后端协作，为医院宣传工作者开设了专属内容更新管理平台。抗疫队员发布的日记经过申请由宣传工作者再次编辑优化，将真实、实时抗疫信息呈现给全国人民。

二、强强联合，优势互补

"致敬最美逆行者"活动平台是内容和服务的融合，离不开优秀的策划和先进的科学技术支撑。广州海鹚网络科技有限公司作为专注智慧医院综合解决方案的行业领导者，积极加入本次活动平台的搭建工作中，为实现平台功能提供了有力的技术保障。

广州海鹚网络科技有限公司在全国服务了 600 多家公立医院，其技术实力和服务质量在业内有口皆碑。健康传播工作委员会现拥有成员 2,322 个，10 个省级健康传播委员会团体成员，基本覆盖了各专业领域和各省份，成员新媒体平台累计粉丝数近 2 亿,具备一定的宣传优势和用户优势。此次广州海鹚网络科技有限公司与健康传播工作委员会的携手,是双方强强联合、优势互补的结果,是对于抗疫传播工作创新的一次有益尝试。

在项目正式实施过程中,双方遇到了新的挑战:

1.人员调配

时值春节,项目组成员都处于假期,让成员们牺牲休息时间和与家人的团聚时间,专注投身到项目中,是一个难题。

2.办公方式

疫情期间,项目组成员只能居家办公,项目的复杂性又必须要多岗位(产品、运营、研发、测试、UI、渠道等近 200 人)协同推进,无法线下协作办公必定影响效率。

3.效率要求

疫情就是命令,时间就是生命,广大人民群众迫切需要平台展示抗疫英雄的面貌,了解抗疫前线的点滴,平台需要在尽可能短的时间内快速上线。

4.海量信息

平台需要为每一个驰援湖北的抗疫英雄建立医卡,一个都不能少。疫情突发,各省队员都是紧急出征,前赴后继,一批接一批。这给准确记录队员信息、建立完善的英雄图谱带来了巨大挑战。

面对这些挑战,广州海鹚网络科技有限公司通过内部宣讲统一思想,领导层以身作则,制定合理的轮班机制和云沟通机制,让项目组成员热情空前,效率更胜以往;健康传播工作委员会则发动各省级委员会力量,积极收集各省医疗机构援湖北队员信息,联合部分省卫生健康委员会宣传处(如江苏省卫生健康委员会宣传处、广西壮族自治区卫生健康委员会宣传处等)战友,由省卫生健康委员会宣传处落实任务,统一目标,在短时间内完成驰援湖北医疗队队员信息的收集完善工作。

三、创新模式,增效提速

为了让"致敬最美逆行者"活动平台以最快的速度、最完善的姿态与广大人民群众见面,项目组首创业内极限研发模式——"小步迭代,大步跨越,核心巩固,多点并发"。

近百人的团队分为一小一大两个组:小组抽调最精英的骨干力量,巩固产品核心,保证稳定;大组细分为近 20 个小组,各小组明确分工和衔接点,将任务节点落实到小时。在具体工作中,小组成员每 6 小时进行一次产品体验优化,每天进行多次轻量细节更新,每两天设置为一个大模块的迭代周期。每个周期内,小组成员需完成需求分析、研发编码、测试验证、bug 修复等工作,最大限度缩短迭代周期,优化研发性能。两个月内,产品更新迭代了上百次。

2020 年 4 月 8 日武汉解封,宣告中国抗疫战争取得了阶段性胜利。所有驰援湖北的医务工作者都已凯旋,但他们的英雄事迹却值得被永久铭记。作为抗疫传播工作的延续,健康传播工作委员会医卡平台在各指导单位的指导下,推出了《最美逆行天使》纪念册作品征集活动,尝试将英雄们的每个瞬间编写成书,将英雄们的每次感动谱写成曲。

四、专家点评

(一) 智能技术高度融入,提升用户使用体验

作为一个高科技平台,AI 技术的应用和智能推荐功能的实现是基础。目前,平台实现了用户基于地理位置精准寻找附近医院,并认识了解医院的抗疫战士;医务工作者基于所在单位和专业被推荐给可能认识的同事或同学等功能。由此,从点及面编织成更紧密的英雄图谱。

随着健康传播工作委员会各成员单位公众号上的专业内容与平台的打通,以及平台上医务工作者故事及科普内容的日益丰富,平台 AI 学习的功能将得到进一步提升。比如根据平台用户的特征,为用户提供相匹配的科普内容。通过体验升级,有效提升广大群众的医学科普素养,助力"健康中国"战略和"健康中国行动计划"实施。

(二)多渠道联动传播,突破终端访问限制

在健康中国新媒体平台的指导下,各单位联合宣发推广了此次活动。线上联合推广渠道包括腾讯新闻、健康界、有来医生、355 家公立医院公众号;线下联合推广渠道包括 2,000 家高端酒店电视轮播、合作医院院内大屏滚动播放。

活动上线以来,已入驻医院 1,734 家,收录真实有效的抗疫一线医务工作者信息 40,135 条,高峰期当日同时在线认证医护人员 6,343 人。活动共计收到由医院及抗疫人员撰写的原创抗疫日记 31,345 篇,其中广东驰援湖北医疗队云浮市中医院汤少铉主任撰写的抗疫日记获得超过 3.4 万次点赞。截至 2020 年 4 月底,"致敬最美逆行者"多平台、多终端实现累计曝光超 10 亿次,4,650,519 人次活动访问量,各平台终端与活动共计访问量 80,241,540 次,获取及分享抗疫 DIY 海报 1,357,527 张,为一线抗疫战士赠送勋章 7,958,811 个,为抗疫战士留言"云助力"36,156 条,最受欢迎抗疫医护人员辽宁驰援湖北医疗队锦州医科大学附属第三医院孟泳廷获赠荣誉勋章 28.9 万枚。

(三)实时互动设计,提升传播交互性

医务工作者在前线守护生命、温暖病友,"医卡"平台在后方致敬逆行策划温暖。健康传播工作委员会通过设计医卡的福利模块,实现精准识别抗疫英雄身份功能,以达到为抗疫英雄送温暖的目的。在福利模块运行中,健康传播工作委员会利用平台的多群直播技术,实现了多位明星(如央视著名节目主持人尼格买提、著名演员马苏、著名演员杨志刚等)与抗疫战士们的多群实时互动(见图 3)。

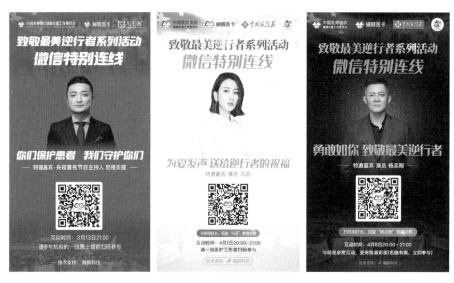

图 3 "致敬最美逆行者"系列活动海报

实践九 深入调研公众反馈

为全面、真实掌握公众反馈,中国医师协会健康传播工作委员会分别于2020年1月23日、1月30日、3月4日举办了三次深入调研。

一、把握社会焦点

2020年1月23日,中国医师协会健康传播工作委员会联合中国科技新闻学会健康传播专委会、中华医学会科学技术普及部、中国医药卫生文化协会全民健康素养促进分会三家机构,共同设计并发布了问卷调查,涵盖新冠肺炎疫情期间公众的认知情况、科普内容获取途径等内容。调查结果显示,新媒体逐步取代了电视等传统媒介,成为公众最常使用的信息获取方式。绝大部分医务人员对疾病的防治已充分掌握,但普通群众对于一些问题还存在误区。

2020年1月30日,中国医师协会健康传播工作委员会联合来自南方医科大学、西安交通大学、哈尔滨医科大学、中山大学等高校的专家学者从宏观层面设计并实施了公众对新冠肺炎相关知识了解程度及行为调查。结果发现疫情初期公众对冠状病毒的重视程度不高,但在2020年1月20日习总书记做出重要指示及钟南山院士对疫情进行解析后,公众对疫情的重视程度明显提高;同时发现公众对本次疫情的传播途径及易感性有较好的理解,但对病毒的有效灭活途径等的认识还有待提高。此次调查对公众在疫情初期对新冠肺炎的认知与行为情况,以及影响公众行为的影响因素和应当重点关注的人群做了进一步了解,为精准科普以及后续调查的进行提供了数据支撑。

2020年3月4日,中国医师协会健康传播工作委员会与中南大学、南通大学联合开展了关于新冠肺炎疫情下公众生活质量和心理状况的调查,对公众的焦虑和抑郁情况进行评估,对有焦虑或者抑郁情绪的群众进行人群画像等重点分析。调查结果显示,所在城市存在新冠肺炎确诊病例、自费承担医疗费用、缺乏社会支持等是造成心理状况差的因素。这为争取政策支持、加强心理引导等提供了依据。

二、社会影响力大

在中华医学会科学技术普及部、中国科技新闻学会健康传播专委会、中国医药卫生文化协会全民健康素养促进分会三家国家一级学科协会的指导下,充分借鉴国内外量表编制的各类文献及新冠肺炎的诊疗方案与教育手册等文献,中国医师协会健康传播工作委员会设计并编制了公众新型冠状病毒肺炎健康素养量表,为新冠肺炎期间公众的健康素养科学调查提供了更为科学、便捷的方式。

中国医师协会健康传播工作委员会开展了公众对新冠肺炎相关科普内容获取途径及认知情况的调查,数据覆盖 30 个省、自治区、直辖市(不包括西藏自治区数据),有效问卷数 9,766 份,其中部分数据研究结果于 1 月 27 日通过健康传播公众号进行首次发布,阅读量达 3,908 次。

第二次调研范围覆盖国内 30 个省、自治区、直辖市(不包含台湾地区数据)及部分海外地区数据,有效问卷数 8,048 份,调研结果首先发布在健康传播公众号上,阅读量达 1,550 次。同时,调研结果在《健康报》、中国网、《潇湘晨报》、健康界、《中国医院院长杂志》、腾讯新闻等网站及报刊上均有发表,《中国青年报》对此次调研的负责人进行了专访并转载了调查报告。

第三次调研内容涵盖新冠肺炎疫情下公众的生活质量与心理状况、公众的用药行为研究,共收集问卷 1,617 份,问卷有效率达 99.2%。样本涉及全国 31 个省(自治区、直辖市,包括港澳台地区),以及部分海外地区。这项调查对社会为群众提供更多政策支持等提供了理论依据。

三、收获实际效果

三次调研在新冠肺炎疫情的不同时间段进行,覆盖领域广,问卷调研数量大,结果具有代表性,内容各有侧重点,涵盖公众的认知、行为、心理及评估方法各方面,并针对不同问题进行了影响因素分析,做出人群画像,为精准科普做好了铺垫。

(一)调研力求内容全面,收获实际效果

2020 年 1 月 23 日、1 月 30 日、3 月 4 日分别发起的三次网络问卷调研,内容覆盖疫情期间公众的疫情认知、风险感知、健康与社会行为、生命质量、社会支持、焦虑抑郁等心理变化情况等,早期科学全面的调研对后期疫情期间的健康科普工作有一定的指导作用。

(二)地区覆盖广,样本量大,结果有说服力

尽管由于疫情原因三次调研均在线上进行,但调研总样本量均在 8,000 份以上,尽量避免了问卷收集过程中可能出现的地区选择偏倚,同时通过增加样本量减小偶然偏倚,尽量提高了调研结果的代表性与说服力。

(三)通过理论研究指导科普实践,提高公众健康素养

三次调研在进行科学的统计分析之后,均将数据化结果转化为了可指导实践的结论,提出了科学合理可操作的科普建议,形成了多份研究报告发布在多个大众媒体或学术平台上,产生了很大的影响力,为提高公众健康素养,改善疫情期间公众的健康行为作出了贡献。

四、专家点评

疫情期间,中国医师协会健康传播工作委员会发起的三次调研有着调研发布及时、设计思路清晰、地区覆盖广、内容涵盖丰富、调查样本量大、统计方法科学适当等特点。调研内容有较强的科学性,调研结果的阐述有较好的说服力,几次调研内容与结果之间有良好的逻辑互通关系,可以感受到在问卷设计时的顶层设计与宏观考虑。调研结果发表在多个平台上,产生了巨大的影响力,在健康科普领域起到了领头人与模范的作用。

抗疫大事记

中国医师协会健康传播工作委员会

大事记一
抗击新冠病毒感染肺炎疫情
健康传播指南

（第一版）

指南适用范围及基本情况

◇ 本指南适用于新型肺炎疫情防控期间，旨在为健康传播工作者提供原则性、方向性、阶段性指导与参考。

◇ 本指南应用范围包括但不限于中国医师协会健康传播工作委员会成员。

◇ 本指南根据疫情防控进程，阶段性更新。

◇ 本指南由中国医师协会健康传播工作委员会专家组完成并审核。

目　录

一、宗旨与基本原则

（一）宗旨

1.通过及时的信息发布以及丰富的媒介产品传播，为公众提供准确的、有效的防护科普知识和行为指导；

2.通过多种媒介形式，记录医护人员在抗击疫情中的感人故事，为这一特殊时期留下宝贵史料；

3.通过迅速、专业解读，回应舆论关切，助力政府防控政策宣导，助力防控措施实施；

4.为医护人员提供最新的政策及解读、防控专业知识等；

5.为医护人员及公众提供心理疏导与支持。

(二) 基本原则

1.真实性：确保信息真实、数据准确、来源可靠；

2.科学性：尊重医学科学，对实验性的、个别的专业论述应加以说明；

3.专业性：在医学范畴内探讨医学专业问题，恪守专业；

4.针对性：选取目标受众，围绕本地或本领域实际情况，实现精准传播；

5.有情感：抗击疫情，理解公众不安情绪，关注情感，传递信心。

二、传播目标及重点人群

(一) 传播目标

1.传递科学知识；

2.回应舆论关切；

3.缓解恐慌情绪；

4.助力防控工作。

(二) 重点人群

重点人群一：城市集中居住者

● 内容

1.疫情基础科普知识；

2.居家隔离防护注意事项；

3.口罩佩戴及处理；

4.本地疫情扩散情况;

5.小区环境及出行注意事项;

6.宠物管理;

7.就医服务信息。

- 渠道

1.微博;

2.电视、网站、新闻客户端;

3.短视频;

4.本地媒体与微信公众号;

5.社区、物业线下告知;

6.业主群;

7.辟谣平台(腾讯"较真")。

- 策略:树立典型,鼓励模仿

重点人群二:农村居民

- 内容

1.疫情基础科普知识;

2.居家隔离防护注意事项;

3.口罩佩戴及处理;

4.本地疫情扩散情况;

5.环境及出行注意事项;

6.本地管理措施;

7.就医服务信息。

- 渠道

1.微博;

2.电视、网站、新闻客户端;

3.短视频;

4.本地媒体与微信公众号;

5.村委会告知;

6.村民党代表传达。

- 策略:注重权威,树立典型

重点人群三:老年及体弱者

- 内容

1.疫情基础科普知识;

2.风险告知;

3.居家隔离防护注意事项;

4.本地疫情扩散情况;

5.就医服务信息。

- 渠道

1.电视、网站、新闻客户端;

2.短视频;

3.本地媒体与微信公众号;

4.村委会告知;

5.村民党代表传达。

- 策略:注重权威,专家背书

重点人群四:儿童

- 内容

1.疫情基础科普知识;

2.居家隔离防护注意事项;

3.口罩佩戴及处理。

- 渠道

1.借助教育系统渠道发布;

2.短视频;

3.连环画、儿歌、卡通等传播形式。

- 策略:生动易懂,公众人物引领

重点人群五:医护人员

- 内容

1.本地疫情扩散情况;

2.本地管理措施;

3.防护装备供给;

4.故事及感受、观察;

5.求助渠道及资源列表。

- 渠道

1.医疗专业媒体;

2.系统内微信群;

3.医疗领域意见领袖;

4.短视频;

5.辟谣平台(腾讯"较真")。

- 策略:务实讲述,不刻意拔高

重点人群六:公务人员及移动人群(快递员、出租车司机)

- 内容

1.疫情基础科普知识;

2.风险告知;

3.出行防护;

4.环境及出行注意事项;

5.本地管理措施。

- 渠道

1.微博;

2.电视、网站、新闻客户端;

3.短视频;

4.机构内部微信群;

5.辟谣平台(腾讯"较真")。

- 策略:务实讲述,不刻意拔高

三、重点传播议题

(一)重点传播议题一:疫情相关核心信息

1.疫情发展情况,尤其是确诊、感染、密切接触者人数;

2.病毒传播机制研究,包括传染率、死亡率;

3.疫苗研究进展;

4.治疗方案。

特别提示1:如采访单个医学研究团队,应予以说明,或对其他不同意见研究成果进行展示,以平衡信源。

特别提示2:对于疫情防控影响巨大的确诊、疑似、死亡等核心数据,应反复求证,各大平台覆盖面广,数据冲突会造成公众困惑,容易引起质疑。

特别提示3:对于新出现的治疗方案,应予以说明,求证多个信源,谨慎披露。

(二)重点传播议题二:疫情防控措施

1.本地疫情防控政策、措施,侧重医学角度,为何有助于防护;

2.疫情发展阶段性措施以及基本医学数据;

3.公共卫生视角下疫情防控措施;

4.与 SARS、MERS 等传染病的疾病以及防控层面的比较;

5.下一阶段疫情防控重点及趋势研判。

特别提示1:恪守医学专业领域,不轻易跨界。

特别提示2:确保措施和数据的一致性。

特别提示3:密切关注与自身机构密切相关的措施以及可能带来的影响。

(三)重点传播议题三:个人防护

1.衣食住行相关的防护措施;

2.居家隔离防护技巧;

3.居家健康知识;

4.个体及家庭的潜在风险。

特别提示 1:可由有影响力的专家、明星、网络意见领袖进行示范和说服。

特别提示 2:防护技巧确保简明、易懂、易操作。

特别提示 3:密切关注传播广的错误知识或谣言,及时反击。

(四)重点传播议题四:抗击谣言

1.容易引发恐慌的医学谣言,如致死率夸大等;

2.容易对个体产生伤害的医学谣言,如错误饮食;

3.容易对人际或社会经济产生严重影响的医学谣言,如传染率。

特别提示 1:及时发现,及时反击。

特别提示 2:整合传播,集中发力。

特别提示 3:学会借助专家力量。

四、传播注意事项:法律风险及传播尺度

(一)传播注意事项一:隐私权等

1.特殊时期,应注意保护传染病人或疑似病症的隐私权、肖像权等;

2.进行典型人物宣传时,应在有限条件下,获得当事人同意;

3.医疗机构加强信息管理纪律,避免随意拍摄、泄露患者信息;

4.避免地域歧视,不建议用地名给疾病命名,避免标签化和妖魔化。

(二)传播注意事项二:口径统一

1.应注重机构内外口径统一;

2.对于因事件发展而变化的重要信息,应对"变化"予以说明;

3.阶段性口径制订应留出余地。

（三）传播注意事项三：避免歧视和污名化

特殊时期，避免在宣传中放大尺度，引发对"疫区"人民的歧视和污名化。

（四）传播注意事项四：过度拔高

1.避免对医护人员过度拔高；

2.避免脸谱化宣传，如不吃不喝等，造成公众不合理期待；

3.对治疗方式、技术避免夸大效果，不利于疫情防控。

（五）传播注意事项五：尊重采访对象

1.如果采访感染者死亡案例，应尊重死者家属悲伤情绪；

2.避免为了获取素材，而过度挖掘隐私，或对家属造成"二次伤害"；

3.保护采访对象的信息。

五、传播方法及技巧

（一）传播方法及技巧一：多重信源，反复求证

1.一份健康传播作品，应尤其注重信源权威；

2.目前可靠平台包括卫健委官方平台、"健康传播"、中国疾控中心、微医、腾讯较真平台等；

3.如作品中含有新的重大进展，应注意多重信源，谨慎求证。

（二）传播方法及技巧二：换位思考，多讲故事

1.学会将议题进行细分，在移动互联时代讲短故事，讲细节；换位思考，理解公众的恐慌情绪；

2.挖掘自身机构生动、感人的人和故事，以情动人。

(三)传播方法及技巧三:把握尺度,有限紧张

1.不能过度夸大疾病危害,造成大范围不可控的恐慌情绪;

2.不能过于轻视疫情危害,造成公众侥幸心理;

3.提及危害时,应跟进"措施和行为引导有关的内容",授人以渔。

(四)传播方法及技巧四:争取多方共赢

1.不能单方面夸大医学成就或医学力量;

2.疫情防控过程中,应注意发挥患者以及普通公众的主观能动性;

3.从"我拯救你"的单方叙事框架转变为"我需要你一起,共同应对疫情"。

所需信息重点请参考——

中国医师协会健康传播工作委员会推出的全媒体信息融合平台,包括:

◇ 一线防控战报

◇ 发热定点医院

◇ 权威政策解读

◇ 头条热点

◇ 防控快视频

◇ 腾讯较真辟谣

◇ 微信公益问诊

◇ 捐赠需求汇总

寒冬中一抹暖色,让传播承载希望。

中国医师协会健康传播工作委员会

2020 年 1 月 29 日

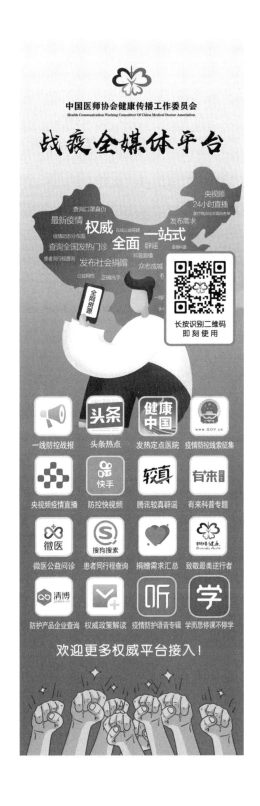

大事记二
抗击新冠病毒感染肺炎疫情
健康传播指南

(第二版)

指南适用范围及基本情况

◇ 本指南适用于新冠疫情防控期间,旨在为健康传播工作者提供原则性、方向性、阶段性指导与参考。

◇ 本指南应用范围包括但不限于中国医师协会健康传播工作委员会成员。

◇ 本指南根据疫情防控进程,阶段性更新。第一版完成时间为 2020 年 1 月 27 日。本版更新时间为 2020 年 2 月 4 日。

◇ 本指南由中国医师协会健康传播工作委员会常委会工作组完成。

目 录

一、宗旨与基本原则

(一)宗旨

1.通过及时的信息发布和主流媒体的媒介产品传播,打击谣言,为公众传递科学准确的、实用有效的防护科普知识和行为指导;

2.通过多种媒介形式,记录医护人员在抗击疫情中的感人故事,为这一特殊时期留下宝贵史料;

3.通过迅速、专业解读,回应舆论关切,助力政府防控政策宣导,助力防控措施实施。

（二）基本原则

1.真实性:确保信息真实、数据准确、来源可靠;

2.科学性:尊重医学科学,对实验性的、个别的专业论述应加以说明;

3.专业性:在医学范畴内探讨医学专业问题,恪守专业;

4.针对性:选取目标受众,围绕本地或本领域实际情况,实现精准传播;

5.前瞻性:围绕疫情发展,未雨绸缪,预计可能发生的情况,提前进行信息储备;

6.有情感:抗击疫情,理解公众不安情绪,关注情感,传递信心。

二、传播目标及重点人群

（一）传播目标

1.传递科学知识;

2.回应舆论关切;

3.缓解恐慌情绪;

4.助力防控工作。

（二）重点人群

重点人群一:城市集中居住者

● 内容

1.疫情基础科普知识;

2.居家隔离防护注意事项;

3.口罩佩戴及处理;

4.本地疫情扩散情况;

5.小区环境及出行注意事项;

6.工作出行及注意事项;

7.就医服务信息。

- 渠道

1.微博;

2.电视、网站、新闻客户端;

3.短视频;

4.本地媒体与微信公众号;

5.社区、物业线下告知;

6.业主群;

7.辟谣平台(腾讯"较真")。

- 策略:树立典型,鼓励模仿

重点人群二:农村居民

- 内容

1.疫情基础科普知识;

2.居家隔离防护注意事项;

3.口罩佩戴及处理;

4.本地疫情扩散情况;

5.环境及出行注意事项;

6.本地管理措施;

7.就医服务信息。

- 渠道

1.微博;

2.电视、网站、新闻客户端;

3.短视频;

4.本地媒体与微信公众号;

5.村委会告知;

6.村民党代表传达。

- 策略:注重权威,树立典型

重点人群三:老年人

- 内容

1.疫情基础科普知识;

2.风险告知;

3.居家隔离防护注意事项;

4.本地疫情扩散情况;

5.就医服务信息。

- 渠道

1.电视、网站、新闻客户端;

2.短视频;

3.本地媒体与微信公众号。

- 策略:注重权威,专家背书

重点人群四:孕产妇

- 内容

1.疫情基础科普知识;

2.疫情感染风险告知;

3.待产、生产相关的科普知识;

4.本地疫情扩散情况;

5.就医服务信息。

- 渠道

1.电视、网站、新闻客户端;

2.短视频;

3.本地媒体与微信公众号;

4.建档医院官网、微信公众号;

5.本地母婴微信群。

- 策略:社群传播,专家背书

重点人群五:儿童

- 内容

1.疫情基础科普知识;

2.居家隔离防护注意事项;

3.口罩佩戴及处理;

4.情绪疏导。

- 渠道

1.借助教育系统渠道发布;

2.在线教育平台;

3.短视频。

- 策略:生动易懂,偶像引领

重点人群六:医护人员

- 内容

1.本地疫情扩散情况;

2.本地管理措施;

3.防护装备供给;

4.故事及感受、观察;

5.求助渠道及资源列表;

6.疫情进展及预期管理。

- 渠道

1.医疗专业媒体;

2.系统内微信群;

3.医疗领域意见领袖;

4.短视频;

5.辟谣平台(腾讯"较真")。

- 策略:务实讲述,情绪管理

重点人群七:上班人群

- 内容

1.疫情基础科普知识;

2.风险告知;

3.出行防护;

4.办公场所防护知识;

5.本地管理措施。

- 渠道

1.微博;

2.电视、网站、新闻客户端;

3.短视频;

4.公共场所显示屏;

5.机构内部微信群;

6.辟谣平台(腾讯"较真")。

- 策略:信息可及,重点突出

重点人群八:慢性病患者

- 内容

1.疫情基础科普知识;

2.出行防护;

3.特殊时期用药知识;

4.本地疫情扩散情况;

5.就医服务信息。

- 渠道

1.电视、网站、新闻客户端;

2.短视频;

3.本地媒体与微信公众号;

4.建档医院官网、微信公众号;

5.患者微信群。

● 策略:社群传播,专家背书

三、重点传播议题

(一) 重点传播议题一:疫情相关核心信息

1.疫情发展情况,尤其是确诊、感染、密切接触者人数;

2.病毒传播机制研究,包括传染率、死亡率;

3.数据形成和传播机制;

4.疫苗研究进展。

特别提示1:如采访单个医学研究团队,应予以说明,或对其他不同意见研究成果进行展示,以平衡信源。

特别提示2:对于疫情防控影响巨大的核心数据,应反复求证。

特别提示3:对于新出现的治疗方案,应予以说明,求证多个信源,谨慎披露。

(二) 重点传播议题二:疫情防控措施

1.本地疫情防控政策、措施,侧重医学角度,为何有助于防护;

2.疫情发展阶段性措施以及基本医学数据;

3.公共卫生视角下疫情防控措施;

4.与 SARS、MERS 等传染病的疾病以及防控层面的比较;

5.下一阶段疫情防控重点及趋势研判。

特别提示1:恪守医学专业领域,不轻易跨界。

特别提示2:确保措施和数据的一致性。

特别提示3:密切关注防控措施可能带来的社会影响。

(三) 重点传播议题三:治疗方案

1.传播国家权威诊疗指南;

2.对网络传播的新诊疗方案及时验证;

3.用药安全及副作用提醒;

4.某个治疗方案的效果介绍。

特别提示1:如采访新的治疗方案,应予以说明,或对其他不同意见研究成果进行展示,以平衡信源。

特别提示2:对声称治疗方案"非常有效"的说法,应反复求证。

特别提示3:密切关注防控措施可能带来的社会影响。

(四)重点传播议题四:个人防护

1.衣食住行相关的防护措施;

2.居家隔离防护技巧;

3.居家健康知识;

4.个体及家庭的潜在风险。

特别提示1:可由有影响力的专家、明星、网络意见领袖进行示范和说服。

特别提示2:防护技巧确保简明、易懂、易操作。

特别提示3:密切关注传播广的错误知识或谣言,及时反击。

(五)重点传播议题五:抗击谣言

1.容易引发恐慌的医学谣言,如致死率夸大等;

2.容易对个体产生伤害的医学谣言,如错误饮食;

3.容易对人际或社会经济产生严重影响的医学谣言,如传染率。

特别提示1:及时发现,及时反击。

特别提示2:整合传播,集中发力。

特别提示3:学会借助专家力量。

(六)重点传播议题六:心理疏导

1.加强疫情期间心理疏导知识和方法的传播;

2.区分不同环境下,如居家、办公场所、医疗机构中的心理疏导措施;

3.对重点人群心理疏导,如已感染者、健康群体中的老年人等,已有心理问题的人群等;

4.突出心理求助渠道的广泛铺开。

特别提示1:及时识别,疏导方法简单、易行。

特别提示 2:注重社群关怀。

特别提示 3:确保求助渠道通达。

四、传播注意事项:法律风险及传播尺度

(一)传播注意事项一:隐私权等

1.特殊时期,应注意保护传染病人或疑似病症的隐私权、肖像权等;

2.进行典型人物宣传时,应在有限条件下,获得当事人同意;

3.医疗机构加强信息管理纪律,避免随意拍摄、泄露患者信息。

(二)传播注意事项二:口径统一

1.应注重机构内外口径统一;

2.对于因事件发展而变化的重要信息,应对"变化"予以说明;

3.阶段性口径制订应留出余地。

(三)传播注意事项三:避免歧视和污名化

特殊时期,避免在宣传中放大尺度,引发对"疫区"人民的歧视和污名化。

(四)传播注意事项四:过度拔高

1.避免对医护人员过度拔高;

2.避免脸谱化宣传,如不吃不喝等,造成公众不合理期待;

3.短时间过度拔高,不利于长期管理。

(五)传播注意事项五:尊重采访对象

1.如果采访感染者死亡案例,应尊重死者家属悲伤情绪;

2.避免为了获取素材,而过度挖掘隐私,或对家属造成"二次伤害";

3.保护采访对象的信息。

（六）传播注意事项六：求证不足

1.重大进展反复求证；

2.重视科学"把关人"角色；

3.对治疗方式、技术避免夸大效果，不利于疫情防控。

五、传播方法及技巧

（一）传播方法及技巧一：多重信源，反复求证

1.一份健康传播作品，应尤其注重信源权威；

2.目前可靠平台包括卫健委官方平台、"健康传播"、中国疾控中心、微医、腾讯较真平台等；

3.如作品中含有新的重大进展，应注意多重信源，谨慎求证。

（二）传播方法及技巧二：换位思考，多讲故事

1.学会将议题进行细分，在移动互联时代讲短故事，讲细节；

2.换位思考，理解公众的恐慌情绪；

3.挖掘自身机构生动、感人的人和故事，以情动人。

（三）传播方法及技巧三：把握尺度，有限紧张

1.不能过度夸大疾病危害，造成大范围不可控的恐慌情绪；

2.不能过于轻视疫情危害，造成公众侥幸心理；

3.提及危害时，应跟进"措施和行为引导有关的内容"，授人以渔。

（四）传播方法及技巧四：争取多方共赢

1.不能单方面夸大医学成就或医学力量；

2.疫情防控过程中，应注意发挥患者以及普通公众的主观能动性；

3.从"我拯救你"的单方叙事框架转变为"我需要你一起，共同应对疫情"。

(五)传播方法及技巧五:科普知识场景化

1.学会对海量科普知识进行综合管理;

2.以受众生活、工作场景为核心,对科普知识进行内容整合、形式创新;

3.围绕抗击疫情不同阶段,进行科普知识汇总,为受众提供"一揽子"信息。

(六)传播方法及技巧六:精准传播,知识"找"人

1.掌握不同传播渠道的特点,注重内容与形式的协同创作;

2.研究目标受众的信息渠道和阅读习惯,有针对性传播;

3.注意线下渠道的"再利用";

4.帮助受众在海量信息中进行有效筛选。

寒冬中一抹暖色,让传播承载希望。

中国医师协会健康传播工作委员会

2020 年 2 月 4 日

大事记三
抗击新冠病毒感染肺炎疫情
健康传播指南

（第三版）

指南适用范围及基本情况

◇ 本指南适用于新冠疫情防控期间，旨在为健康传播工作者提供原则性、方向性、阶段性指导与参考。

◇ 本指南应用范围包括但不限于中国医师协会健康传播工作委员会成员。

◇ 本指南根据疫情防控进程，阶段性更新。第一版完成时间为 2020 年 1 月 27 日。第二版更新时间为 2020 年 2 月 7 日。本版更新时间为 2020 年 2 月 19 日。

◇ 本指南由中国医师协会健康传播工作委员会常委会工作组完成。

目　录

一、宗旨与基本原则

(一) 宗旨

1.通过及时的信息发布和主流媒体的媒介产品传播，打击谣言，为公众

传递科学准确的、实用有效的防护科普知识和行为指导;

2.通过多种媒介形式,记录医护人员在抗击疫情中的感人故事,为这一特殊时期留下宝贵史料;

3.通过迅速、专业解读,回应舆论关切,助力政府科学防控政策宣导,助力科学防控措施实施。

(二)基本原则

1.真实性:确保信息真实、数据准确、来源可靠;

2.科学性:尊重医学科学,对实验性的、个别的专业论述应加以说明;

3.专业性:在医学范畴内探讨医学专业问题,恪守专业;

4.针对性:选取目标受众,围绕本地或本领域实际情况,实现精准传播;

5.前瞻性:围绕疫情发展,未雨绸缪,预计可能发生的情况,提前进行信息储备;

6.有情感:抗击疫情,理解公众不安情绪,关注情感,传递信心。

二、传播目标及重点人群

(一)传播目标

1.传递科学知识;

2.回应舆论关切;

3.缓解恐慌情绪;

4.助力科学防控。

(二)重点人群

重点人群一:城市集中居住者

● 内容

1.疫情基础科普知识;

2.居家隔离防护注意事项;

3.口罩佩戴及处理;

4.本地疫情扩散情况;

5.小区环境及出行注意事项;

6.工作出行及注意事项;

7.就医服务信息。

- 渠道

1.微博;

2.电视、网站、新闻客户端;

3.短视频;

4.本地媒体与微信公众号;

5.社区、物业线下告知;

6.业主群;

7.辟谣平台(腾讯"较真")。

- 策略:树立典型,鼓励模仿

重点人群二:农村居民

- 内容

1.疫情基础科普知识;

2.居家隔离防护注意事项;

3.口罩佩戴及处理;

4.本地疫情扩散情况;

5.环境及出行注意事项;

6.本地管理措施;

7.就医服务信息。

- 渠道

1.微博;

2.电视、网站、新闻客户端;

3.短视频;

4.本地媒体与微信公众号;

5.村委会告知;

6.村民党代表传达。

- 策略:注重权威,树立典型

重点人群三:老年人

- 内容

1.疫情基础科普知识;

2.风险告知;

3.居家隔离防护注意事项;

4.本地疫情扩散情况;

5.就医服务信息。

- 渠道

1.电视、网站、新闻客户端;

2.短视频;

3.本地媒体与微信公众号。

- 策略:注重权威,专家背书

重点人群四:孕产妇

- 内容

1.疫情基础科普知识;

2.疫情感染风险告知;

3.待产、生产相关的科普知识;

4.本地疫情扩散情况;

5.就医服务信息。

- 渠道

1.电视、网站、新闻客户端;

2.短视频;

3.本地媒体与微信公众号;

4.建档医院官网、微信公众号;

5.本地母婴微信群。

- 策略:社群传播,专家背书

重点人群五:儿童

- 内容

1.疫情基础科普知识;

2.居家隔离防护注意事项;

3.口罩佩戴及处理;

4.情绪疏导。

- 渠道

1.借助教育系统渠道发布;

2.在线教育平台;

3.短视频。

- 策略:生动易懂,偶像引领

重点人群六:医护人员

- 内容

1.本地疫情扩散情况;

2.本地管理措施;

3.防护装备供给;

4.故事及感受、观察;

5.求助渠道及资源列表;

6.疫情进展及预期管理。

- 渠道

1.医疗专业媒体;

2.系统内微信群;

3.医疗领域意见领袖;

4.短视频;

5.辟谣平台(腾讯"较真")。

- 策略:务实讲述,情绪管理

重点人群七:上班人群

● 内容

1.疫情基础科普知识;

2.风险告知;

3.出行防护;

4.办公场所防护知识;

5.本地管理措施。

● 渠道

1.微博;

2.电视、网站、新闻客户端;

3.短视频;

4.公共场所显示屏;

5.机构内部微信群;

6.辟谣平台(腾讯"较真")。

● 策略:信息可及,重点突出

重点人群八:慢性病患者

● 内容

1.疫情基础科普知识;

2.出行防护;

3.特殊时期用药知识;

4.本地疫情扩散情况;

5.就医服务信息。

● 渠道

1.电视、网站、新闻客户端;

2.短视频;

3.本地媒体与微信公众号;

4.建档医院官网、微信公众号;

5.患者微信群。

● 策略:社群传播,专家背书

重点人群九:社区防控工作者与志愿者

● 内容

1.疫情基础科普知识;

2.出行防护;

3.风险告知;

4.工作期间防护知识;

5.突发情况处理。

● 渠道

1.电视、网站、新闻客户端;

2.短视频;

3.公共场所显示屏;

4.机构内部微信群;

5.辟谣平台(腾讯"较真")。

● 策略:注重防护,突出指导性

三、重点传播议题

(一) 重点传播议题一:疫情相关核心信息

1.疫情发展情况,尤其是确诊、感染、密切接触者人数;

2.病毒传播机制研究,包括传染率、死亡率;

3.数据形成和传播机制;

4.疫苗研究进展。

特别提示 1:如采访单个医学研究团队,应予以说明,或对其他不同意见研究成果进行展示,以平衡信源。

特别提示 2:对于疫情防控影响巨大的核心数据,应反复求证。

特别提示 3:对于新出现的治疗方案,应予以说明,求证多个信源,谨慎披露。

(二) 重点传播议题二:疫情防控措施

1.本地疫情防控政策、措施,侧重医学角度,为何有助于防护;

2.疫情发展阶段性措施以及基本医学数据;

3.公共卫生视角下疫情防控措施;

4.与 SARS、MERS 等传染病的疾病以及防控层面的比较;

5.下一阶段疫情防控重点及趋势研判。

特别提示 1:恪守医学专业领域,不轻易跨界。

特别提示 2:确保措施和数据的前后一致性。

特别提示 3:密切关注防控措施可能带来的社会影响。

(三) 重点传播议题三:治疗方案

1.传播国家权威诊疗指南;

2.对网络传播的新诊疗方案及时验证;

3.用药安全及副作用提醒;

4.某个治疗方案的效果介绍。

特别提示 1:如采访新的治疗方案,应予以说明,或对其他不同意见研究成果进行展示,以平衡信源。

特别提示 2:对声称治疗方案 "非常有效" 的说法,应反复求证。

特别提示 3:对中西医不同的诊疗方案与治疗措施,特殊时期应"求同存异",不盲目轻信,也不轻易否定。

(四) 重点传播议题四:个人防护

1.衣食住行相关的防护措施;

2.居家隔离防护技巧;

3.居家健康知识;

4.个体及家庭的潜在风险。

特别提示 1:可由有影响力的专家、明星、网络意见领袖进行示范和说服。

特别提示 2:防护技巧确保简明、易懂、易操作。

特别提示 3:密切关注传播广的错误知识或谣言,及时反击。

(五)重点传播议题五:抗击谣言

1.容易引发恐慌的医学谣言,如致死率夸大等;

2.容易对个体产生伤害的医学谣言,如错误饮食;

3.容易对人际或社会经济产生严重影响的医学谣言,如传染率。

特别提示 1:及时发现,及时反击。

特别提示 2:整合传播,集中发力。

特别提示 3:学会借助专家力量。

(六)重点传播议题六:心理疏导

1.加强疫情期间心理疏导知识和方法的传播;

2.区分不同环境下,如居家、办公场所、医疗机构中的心理疏导措施;

3.对重点人群心理疏导,如已感染者、健康群体中的老年人等、已有心理问题的人群等;

4.突出心理求助渠道的广泛铺开。

特别提示 1:及时识别,疏导方法简单、易行。

特别提示 2:注重社群关怀。

特别提示 3:确保求助渠道通达。

(七)重点传播议题七:评估疫情所造成的影响

1.关注疫情所造成的对人群整体的影响,比如社会情绪;

2.关注疫情所造成的对个体的影响,比如死亡;

3.数据统计,敬畏生命,避免冷冰冰地公布;

4.聚焦个体故事,避免直白的、感官刺激类的词汇对逝者家属造成二次伤害。

特别提示 1:注重人文关怀,对疫情所造成的影响不夸大、不轻视。

特别提示 2:公开数据要核实,要谨慎处理。

特别提示 3:对患病感受和治疗过程的细节处理尤其要把握尺度。

(八)重点传播议题八:疫情走势研判

1.疫情拐点的预测与评估;

2.疫情峰值过后的注意事项;

3.疫情逐步缓解期间的注意事项;

4.疾病可能带来的后遗症。

特别提示 1:谨慎报道拐点预测信息,尤其是过于乐观或悲观的。

特别提示 2:疫情缓解应逐步释放乐观信息,避免反弹。

特别提示 3:对疾病可能造成的后遗症,需要权威信源作证,避免以个案代替整体论断。

四、传播注意事项:法律风险及传播尺度

(一)传播注意事项一:隐私权等

1.特殊时期,应注意保护传染病人或疑似病症的隐私权、肖像权等;

2.进行典型人物宣传时,应在有限条件下,获得当事人同意;

3.医疗机构加强信息管理纪律,避免随意拍摄、泄露患者信息。

(二)传播注意事项二:口径统一

1.应注重机构内外口径统一;

2.对于因事件发展而变化的重要信息,应对"变化"予以说明;

3.阶段性口径制订应留出余地。

(三)传播注意事项三:避免歧视和污名化

特殊时期,避免在宣传中放大尺度,引发对"疫区"人民的歧视和污名化。

(四)传播注意事项四:过度拔高

1.避免对医护人员过度拔高;

2.避免脸谱化宣传,如不吃不喝等,造成公众不合理期待;

3.短时间过度拔高,不利于长期管理。

(五)传播注意事项五:尊重采访对象

1.如果采访感染者死亡案例,应尊重死者家属悲伤情绪;

2.避免为了获取素材,而过度挖掘隐私,或对家属造成"二次伤害";

3.保护采访对象的信息。

(六)传播注意事项六:求证不足

1.重大进展反复求证;

2.重视科学"把关人"角色;

3.对治疗方式、技术避免夸大效果,不利于疫情防控。

(七)传播注意事项七:避免"低级红"

1.典型宣传要注重细节;

2.确保事实无误;

3.标题制作要避免过度渲染。

(八)传播注意事项八:极端个案

1.谨慎处理极端个案;

2.多方信源佐证;

3.帮助受众理解医学科学的特殊性;

4.及时跟进、核实,必要时澄清。

五、传播方法及技巧

(一)传播方法及技巧一:多重信源,反复求证

1.一份健康传播作品,应尤其注重信源权威;

2.目前可靠平台包括卫健委官方平台、"健康传播"、中国疾控中心、微医、腾讯较真平台等;

3.如作品中含有新的重大进展,应注意多重信源,谨慎求证。

(二)传播方法及技巧二:换位思考,多讲故事

1.学会将议题进行细分,在移动互联时代讲短故事,讲细节;

2.换位思考,理解公众的恐慌情绪;

3.挖掘自身机构生动、感人的人和故事,以情动人。

(三)传播方法及技巧三:把握尺度,有限紧张

1.不能过度夸大疾病危害,造成大范围不可控的恐慌情绪;

2.不能过于轻视疫情危害,造成公众侥幸心理;

3.提及危害时,应跟进"措施和行为引导有关的内容",授人以渔。

(四)传播方法及技巧四:争取多方共赢

1.不能单方面夸大医学成就或医学力量;

2.疫情防控过程中,应注意发挥患者以及普通公众的主观能动性;

3.从"我拯救你"的单方叙事框架转变为"我需要你一起,共同应对疫情"。

(五)传播方法及技巧五:科普知识场景化

1.学会对海量科普知识进行综合管理;

2.以受众生活、工作场景为核心,对科普知识进行内容整合、形式创新;

3.围绕抗击疫情不同阶段,进行科普知识汇总,为受众提供"一揽子"

信息。

（六）传播方法及技巧六：精准传播，知识"找"人

1.掌握不同传播渠道的特点，注重内容与形式的协同创作；

2.研究目标受众的信息渠道和阅读习惯，有针对性传播；

3.注意线下渠道的"再利用"；

4.帮助受众在海量信息中进行有效筛选。

（七）传播方法及技巧七：建立权威专家资源库

1.积累专家资源，了解专家所擅长的领域，有针对性地进行采访；

2.与专家保持良好的沟通关系，确保能够及时联络；

3.学习、掌握一定的专业知识，与专家能够对话；

4.筛选专家，选择权威、可靠的专家信源。

（八）传播方法及技巧八：构建丰富的信息网络

1.密切关注与疫情相关的官方信息渠道，梳理清单；

2.密切关注权威专家的认证微博、微信公众号等；

3.梳理可靠的医学科普类网站、微博、微信、短视频等；

4.参与业内活跃的微信群等线上交流。

传播承载希望，同心共筑桥梁。

中国医师协会健康传播工作委员会

2020 年 2 月 19 日

大事记四
抗击新冠病毒感染肺炎疫情
健康传播指南

（第四版）

指南适用范围及基本情况

◇ 本指南适用于新冠疫情防控期间,旨在为健康传播工作者提供原则性、方向性、阶段性指导与参考。

◇ 本指南应用范围包括但不限于中国医师协会健康传播工作委员会成员。

◇ 本指南根据疫情防控进程,阶段性更新。第一版完成时间为 2020 年 1 月 27 日。第二版更新时间为 2020 年 2 月 7 日。第三版更新时间为 2020 年 2 月 19 日。本版更新时间为 2020 年 3 月 18 日。

◇ 本指南由中国医师协会健康传播工作委员会常委会工作组完成。

目　录

一、宗旨与基本原则

（一）宗旨

1.通过及时的信息发布和主流媒体的媒介产品传播,打击谣言,为公众

传递科学准确、实用有效的防护科普知识和行为指导;

2.通过多种媒介形式,记录医护人员在抗击疫情中的感人故事,为这一特殊时期留下宝贵史料;

3.通过迅速、专业解读,回应舆论关切,助力政府科学防控政策宣导,助力科学防控措施实施。

(二) 基本原则

1.真实性:确保信息真实、数据准确、来源可靠;

2.科学性:尊重医学科学,对实验性的、个别的专业论述应加以说明;

3.专业性:在医学范畴内探讨医学专业问题,恪守专业;

4.针对性:选取目标受众,围绕本地或本领域实际情况,实现精准传播;

5.前瞻性:围绕疫情发展,未雨绸缪,预计可能发生的情况,提前进行信息储备;

6.有情感:抗击疫情,理解公众不安情绪,关注情感,传递信心。

二、传播目标及重点人群

(一) 传播目标

1.传递科学知识;

2.回应舆论关切;

3.缓解恐慌情绪;

4.助力科学防控。

(二) 重点人群

重点人群一:城市集中居住者

● 内容

1.疫情基础科普知识;

2.口罩佩戴及处理;

3.工作出行及注意事项;

4.就医服务信息；

5.本地管理措施；

6.疫情后防护知识及注意事项。

- 渠道

1.微博；

2.电视、网站、新闻客户端；

3.短视频；

4.本地媒体与微信公众号；

5.社区、物业线下告知；

6.业主群；

7.辟谣平台(腾讯"较真")。

- 策略:树立典型,鼓励模仿

重点人群二:农村居民

- 内容

1.疫情基础科普知识；

2.口罩佩戴及处理；

3.出行注意事项；

4.本地管理措施；

5.就医服务信息；

6.疫情后防护知识及注意事项。

- 渠道

1.微博；

2.电视、网站、新闻客户端；

3.短视频；

4.本地媒体与微信公众号；

5.村委会告知；

6.村民党代表传达。

- 策略:注重权威,树立典型

重点人群三:老年人

● 内容

1.疫情基础科普知识;

2.风险告知;

3.就医服务信息;

4.本地管理措施;

5.疫情后防护知识及注意事项。

● 渠道

1.电视、网站、新闻客户端;

2.短视频;

3.本地媒体与微信公众号。

● 策略:注重权威,专家背书

重点人群四:孕产妇

● 内容

1.疫情基础科普知识;

2.疫情感染风险告知;

3.待产、生产相关的科普知识;

4.就医服务信息;

5.疫情后防护知识及注意事项。

● 渠道

1.电视、网站、新闻客户端;

2.短视频;

3.本地媒体与微信公众号;

4.建档医院官网、微信公众号;

5.本地母婴微信群。

● 策略:社群传播,专家背书

重点人群五:儿童

- 内容

1.疫情基础科普知识;

2.情绪疏导;

3.疫情后防护知识及注意事项。

- 渠道

1.借助教育系统渠道发布;

2.在线教育平台;

3.短视频。

- 策略:生动易懂,偶像引领

重点人群六:医护人员

- 内容

1.疫情进展及预期管理;

2.疫情过后心理疏导;

3.疫情过后医患关系处理。

- 渠道

1.医疗专业媒体;

2.系统内微信群;

3.医疗领域意见领袖;

4.短视频;

5.辟谣平台(腾讯"较真")。

- 策略:务实讲述,情绪管理

重点人群七:复工复产人群

- 内容

1.疫情基础科普知识;

2.风险告知;

3.出行和办公场所防护知识;

4.本地管理措施;

5.疫情后防护知识及注意事项。

- 渠道

1.微博;

2.电视、网站、新闻客户端;

3.短视频;

4.公共场所显示屏;

5.机构内部微信群;

6.辟谣平台(腾讯"较真")。

- 策略:信息可及,重点突出

重点人群八:慢性病患者

- 内容

1.疫情基础科普知识;

2.出行防护;

3.特殊时期用药知识;

4.就医服务信息;

5.疫情后防护知识及注意事项。

- 渠道

1.电视、网站、新闻客户端;

2.短视频;

3.本地媒体与微信公众号;

4.建档医院官网、微信公众号;

5.患者微信群。

- 策略:社群传播,专家背书

重点人群九:社区防控工作者与志愿者

- 内容

1.疫情基础科普知识;

2.出行防护;

3.工作期间防护知识;

4.突发情况处理;

5.疫情后防护知识及注意事项。

- 渠道

1.电视、网站、新闻客户端;

2.短视频;

3.公共场所显示屏;

4.机构内部微信群;

5.辟谣平台(腾讯"较真")。

- 策略:注重防护,突出指导性

重点人群十:境外归国人员

- 内容

1.疫情基础科普知识;

2.集中隔离防护知识;

3.本地管理措施;

4.疫情后防护知识及注意事项。

- 渠道

1.电视、网站、新闻客户端;

2.短视频;

3.公共场所显示屏;

4.辟谣平台(腾讯"较真")。

- 策略:强调管理,体现关爱

重点人群十一:国际受众

- 内容

1.疫情基础科普知识;

2.口罩佩戴及处理;

3.居家隔离防护注意事项；

4.出行和办公场所防护知识；

5.基于中国经验的防护经验总结；

6.情绪疏导。

• 渠道

1.网站、新闻客户端；

2.短视频；

3.境外华文媒体；

4.境外医疗科普知识平台。

• 策略：知识共享，共同抗疫

三、重点传播议题

（一）重点传播议题一：疫情相关核心信息

1.世界范围内疫情发展情况；

2.病毒传播机制研究；

3.疫苗研究进展。

特别提示1：如采访单个医学研究团队，应予以说明，或对其他不同意见研究成果进行展示，以平衡信源。

特别提示2：对于疫情防控影响巨大的核心数据，应反复求证。

特别提示3：对于新出现的治疗方案，应予以说明，求证多个信源，谨慎披露。

（二）重点传播议题二：疫情防控措施

1.疫情发展阶段性措施以及基本医学数据；

2.公共卫生视角下疫情防控措施；

3.下一阶段疫情防控重点及趋势研判；

4.疫情与经济双重视角下的社会管理。

特别提示1：恪守医学专业领域，不轻易跨界。

特别提示 2:确保措施和数据的前后一致性。

特别提示 3:密切关注防控措施可能带来的社会影响。

(三)重点传播议题三:治疗方案

1.传播国家权威诊疗指南;

2.对网络传播的新诊疗方案及时验证;

3.用药安全及副作用提醒;

4.某个治疗方案的效果介绍。

特别提示 1:如采访新的治疗方案,应予以说明,或对其他不同意见研究成果进行展示,以平衡信源。

特别提示 2:对声称治疗方案"非常有效"的说法,应反复求证。

特别提示 3:对中西医不同的诊疗方案与治疗措施,特殊时期应"求同存异",不盲目轻信,也不轻易否定。

(四)重点传播议题四:个人防护

1.衣食住行相关的防护措施;

2.居家健康知识;

3.个体及家庭的潜在风险;

4.疫情后防护知识。

特别提示 1:可由有影响力的专家、明星、网络意见领袖进行示范和说服。

特别提示 2:防护技巧确保简明、易懂、易操作。

特别提示 3:密切关注传播广的错误知识或谣言,及时反击。

(五)重点传播议题五:抗击谣言

1.容易引发恐慌的医学谣言,如致死率夸大等;

2.容易对个体产生伤害的医学谣言,如错误饮食;

3.容易对人际或社会经济产生严重影响的医学谣言,如传染率。

特别提示 1:及时发现,及时反击。

特别提示 2:整合传播,集中发力。

特别提示 3:学会借助专家力量。

(六)重点传播议题六:心理疏导

1.加强疫情期间心理疏导知识和方法的传播;

2.区分不同环境下,如居家、办公场所、医疗机构中的心理疏导措施;

3.对重点人群心理疏导,如已感染者、健康群体中的老年人等、已有心理问题的人群等;

4.突出心理求助渠道的广泛铺开;

5.尤其关注疫情过后医护人员心理疏导。

特别提示 1:及时识别,疏导方法简单、易行。

特别提示 2:注重社群关怀。

特别提示 3:确保求助渠道通达。

(七)重点传播议题七:评估疫情所造成的影响

1.关注疫情所造成的对人群整体的影响;

2.关注疫情所造成的对个体的影响;

3.数据统计,敬畏生命,避免冷冰冰地公布;

4.聚焦个体故事,避免直白的、感官刺激类的词汇对逝者家属造成二次伤害。

特别提示 1:注重人文关怀,对疫情所造成的影响不夸大、不轻视。

特别提示 2:公开数据要核实,要谨慎处理。

特别提示 3:对患病感受和治疗过程的细节处理尤其要把握尺度。

(八)重点传播议题八:疫情走势研判

1.疫情拐点的预测与评估;

2.疫情峰值过后的注意事项;

3.疫情逐步缓解期间的注意事项;

4.疾病可能带来的后遗症。

特别提示1:谨慎报道拐点预测信息,尤其是过于乐观或悲观的。

特别提示2:疫情缓解应逐步释放乐观信息,避免反弹。

特别提示3:对疾病可能造成的后遗症,需要权威信源作证,避免以个案代替整体论断。

(九)重点传播议题九:"后疫情时代"回归

1.疫情过后过渡期社会各方面变化;

2.疫情过后医护人员形象转变与心理调适;

3."后疫情时代"的医患关系的"新定位";

4.疫情过后涉医报道的尺度。

特别提示1:避免过度悲情渲染,单方面对"医患关系"进行重新定义。

特别提示2:对公众在"后疫情时代"的预期进行提前研判。

特别提示3:恪守医学科学专业性。

(十)重点传播议题十:"后疫情时代"科普新姿势

1.充分利用疫情公众科普热情,加大科普力度;

2.鼓励公众保持良好的健康防护习惯;

3.通过对疫情的反思,提高公众对于公共健康议题的进一步重视。

特别提示1:善于借用疫情热度,对原有科普知识进行"改装"。

特别提示2:对疫情期间的科普知识进行梳理,加大公共卫生领域的科普力度。

四、传播注意事项:法律风险及传播尺度

(一)传播注意事项一:隐私权等

1.特殊时期,应注意保护传染病人或疑似病症的隐私权、肖像权等;

2.进行典型人物宣传时,应在有限条件下,获得当事人同意;

3.医疗机构加强信息管理纪律,避免随意拍摄、泄露患者信息。

（二）传播注意事项二：口径统一

1.应注重机构内外口径统一；

2.对于因事件发展而变化的重要信息，应对"变化"予以说明；

3.阶段性口径制订应留出余地。

（三）传播注意事项三：避免歧视和污名化

特殊时期，避免在宣传中放大尺度，引发对"疫区"人民的歧视和污名化。

（四）传播注意事项四：过度拔高

1.避免对医护人员过度拔高；

2.避免脸谱化宣传，如不吃不喝等，造成公众不合理期待；

3.短时间过度拔高，不利于长期管理。

（五）传播注意事项五：尊重采访对象

1.如果采访感染者死亡案例，应尊重死者家属悲伤情绪；

2.避免为了获取素材，而过度挖掘隐私，或对家属造成"二次伤害"；

3.保护采访对象的信息。

（六）传播注意事项六：求证不足

1.重大进展反复求证；

2.重视科学"把关人"角色；

3.对治疗方式、技术避免夸大效果，不利于疫情防控。

（七）传播注意事项七：避免"低级红"

1.典型宣传要注重细节；

2.确保事实无误；

3.标题制作要避免过度渲染。

（八）传播注意事项八：极端个案

1.谨慎处理极端个案；

2.多方信源佐证；

3.帮助受众理解医学科学的特殊性；

4.及时跟进、核实，必要时澄清。

（九）传播注意事项九：把控国内外疫情报道尺度

1.恪守医学专业，谨慎评估国外疫情防控措施；

2.密切关注国外科研进展；

3.不夸大国外疫情；

4.同时保持对国内疫情发展的高度警惕，避免二次暴发。

（十）传播注意事项十：补足境外归国人员"信息差"

1.理解境外归国人员在疫情防护层面是"新手"；

2.知晓其与境内公众存在"信息差"，加大科普和措施宣导力度；

3.对极端个案进行"以案说法"，同时避免形成对该群体的"偏见"。

五、传播方法及技巧

（一）传播方法及技巧一：多重信源，反复求证

1.一份健康传播作品，应尤其注重信源权威；

2.目前可靠平台包括卫健委官方平台、"健康传播"、中国疾控中心、微医、腾讯较真平台等；

3.如作品中含有新的重大进展，应注意多重信源，谨慎求证。

（二）传播方法及技巧二：换位思考，多讲故事

1.学会将议题进行细分，在移动互联时代讲短故事，讲细节；

2.换位思考，理解公众的恐慌情绪；

3.挖掘自身机构生动、感人的人和故事,以情动人。

(三)传播方法及技巧三:把握尺度,有限紧张

1.不能过度夸大疾病危害,造成大范围不可控的恐慌情绪;

2.不能过于轻视疫情危害,造成公众侥幸心理;

3.提及危害时,应跟进"措施和行为引导有关的内容",授人以渔。

(四)传播方法及技巧四:争取多方共赢

1.不能单方面夸大医学成就或医学力量;

2.疫情防控过程中,应注意发挥患者以及普通公众的主观能动性;

3.从"我拯救你"的单方叙事框架转变为"我需要你一起,共同应对疫情"。

(五)传播方法及技巧五:科普知识场景化

1.学会对海量科普知识进行综合管理;

2.以受众生活、工作场景为核心,对科普知识进行内容整合、形式创新;

3.围绕抗击疫情不同阶段,进行科普知识汇总,为受众提供"一揽子"信息。

(六)传播方法及技巧六:精准传播,知识"找"人

1.掌握不同传播渠道的特点,注重内容与形式的协同创作;

2.研究目标受众的信息渠道和阅读习惯,有针对性传播;

3.注意线下渠道的"再利用";

4.帮助受众在海量信息中进行有效筛选。

(七)传播方法及技巧七:建立权威专家资源库

1.积累专家资源,了解专家所擅长的领域,有针对性地进行采访;

2.与专家保持良好的沟通关系,确保能够及时联络;

3.学习、掌握一定的专业知识,与专家能够对话;

4.筛选专家,选择权威、可靠的专家信源。

(八)传播方法及技巧八:构建丰富的信息网络

1.密切关注与疫情相关的官方信息渠道,梳理清单;

2.密切关注权威专家的认证微博、微信公众号等;

3.梳理可靠的医学科普类网站、微博、微信、短视频等;

4.参与业内活跃的微信群等线上交流。

传播承载希望,同心共筑桥梁。

中国医师协会健康传播工作委员会

2020 年 3 月 18 日

大事记五
抗击新型冠状病毒肺炎疫情健康传播伦理共识

中国医师协会健康传播工作委员会*

一、背景

2019 年 12 月,湖北省武汉市发现多起由未知病毒感染的肺炎病例,后被证实为新型冠状病毒感染引起的新型冠状病毒肺炎(Corona Virus Disease 2019,COVID-19,以下简称"新冠肺炎")。[1] 截至 2020 年 2 月 20 日 24 时,31 个省(自治区、直辖市)和新疆生产建设兵团累计报告确诊病例 75,465 例,累计治愈出院病例 18,264 例,累计死亡病例 2,236 例。[2] 此次发生的新冠肺炎疫情,是对国家治理体系和治理能力的一次严峻考验。面对公众急切获取疫情相关信息的需求,健康传播扮演了不可或缺的角色。健康传播,是一种将医学研究成果转化为大众易读的健康知识,并通过态度和行为的改变,以降低疾病的患病率和病死率,有效提高一个社区或国家生活质量和健康水准为目的的行为。[3] 科学、及时的健康传播对于稳定公众情绪、有效采取防控行为起到了至关重要的作用。[4] 在针对疫情的健康传播实践中,仍然暴

* 通讯作者:刘哲峰,E-mail:69390966@ qq.com;施琳玲,E-mail:shilinling@ 163.com。

[1] LI Q,GUAN X,WU P,et al. Early transmission dynamics in Wuhan, China, of novel coronavirus-infected pneumonia[J]. N Engl J Med, 2020,382:1199-1207.

[2] 国家卫生健康委员会. 截至 2 月 20 日 24 时新型冠状病毒肺炎疫情最新情况[EB/OL]. (2020-02-21)[2020-02-21]. http://www.nhc.gov.cn/xcs/yqfkdt/202002/4dcfcb9b74ea4a408fc1d56d4db61f93.shtml.

[3] ROGERS E M. The field of health communication today[J]. American behavioral scientist,1994,38(2):208-214.

[4] 马国庆.健康教育及健康传播在应对突发公共卫生事件中的作用分析[J].中国卫生产业, 2018, 15(19): 147-148.

露出了许多不足,其中有很多健康传播伦理问题亟待解决。制定新冠肺炎疫情健康传播的伦理共识是规范健康传播、促进健康传播实践以及改善健康传播效果的前提和保证。

二、界定范围

本次健康传播伦理共识的制定(以下简称"共识")主要针对新型冠状病毒肺炎疫情所进行的健康传播,以制定相关伦理原则为主。

本共识适用于与新型冠状病毒肺炎疫情相关的各种形式的健康传播作品,包括但不限于图文、音视频、讲座以及动漫游戏等。

本共识也供其他情况下健康传播参考。

三、目的

在充分保证健康传播内容准确性、科学性的前提下,针对不同群体的媒介使用、偏好和人群特点,采用多种健康传播形式,增强健康传播的公众可及性,同时对传播内容所引发的公众反应作出提前预判,促进健康传播的良序发展,为提高公民应对疫情的认知能力,指导政府有关部门和媒体的健康传播工作,完善国家健康传播评价体系提供参考建议。

四、目前存在的主要问题

(1)部分健康传播中出现个人隐私泄露等问题。

(2)部分健康传播的内容存在不准确、不科学或刻意夸大的情况。

(3)部分健康传播的内容可读性较差,晦涩难懂。

(4)个别健康传播的内容在传播前未做好风险评估工作。

(5)部分健康传播的公众可及性较差。

五、共识所涉及的相关名词解释

(1)污名化:指一个群体将某些低劣成分强加在另一个群体之上并加以维持的动态过程。本共识中指的是群众由于恐慌而对疫区群众(尤其是武汉群众)采取诽谤、诋毁以及污蔑等行为。

(2)循证医学:慎重、准确和明智地应用当前所能获得的最好的研究证据,同时结合医生的专业技能和临床经验,考虑患者个人的价值观和意愿,并将三者完美结合,从而为每位患者制定最佳的诊疗方案。[①]

(3)风险评估前置:在风险事件发生之前,测评某一事件或事物带来的影响或损失的可能程度。本共识中指的是在有关健康传播内容发布前,应针对内容中可能会引起受众误解的部分进行研判,减少不必要的风险。

(4)融媒体:充分利用媒介载体,把广播、电视、报纸等既有共同点,又存在互补性的不同媒体,在人力、内容、宣传等方面进行全面整合,实现"资源通融、内容兼融、宣传互融、利益共融"的新型媒体。本共识中主要是指借助融媒体来实现健康科普知识的可及性。

(5)可及性:通过各种方式来使得信息传播给社会大众,尤其是一些信息获取不方便的人群,从而保证信息的可及。

六、新型冠状病毒肺炎疫情健康传播的伦理原则

1.尊重人格原则

在健康传播中应当保护隐私权等基本人格权利,避免歧视和污名化。

首先,在有关新型冠状病毒肺炎疫情的健康传播实践中,部分媒体在其作品中存在着侵犯患者隐私权,未对患者隐私进行恰当处理的情况,给患者及家属带来了负面影响;其次,在健康传播实践中还存在着对湖北人,尤其是武汉人辱骂和谴责的情况,污名化武汉、污名化湖北,给社会造成了负面影响。因此,在健康传播的过程中应重视对隐私权的保护,尊重来自疫区的公众,避免歧视和污名化的情况出现。

措施:

(1)媒体在进行采访时,要尊重被采访人的意愿,注意对患者及家属隐私的保护,如采用面部打码处理、使用化名等方式。同时,对感染死亡患者家属进行采访时,要慎重提问,不要对家属造成"二次伤害"。

---

① ACKETT D,STRAUS S,RICHARDSON W,et al.Evidence-based medicine:how to practice and teach EBM [M]. 2nd ed. Edinburgh: Churchil Livingstone,2000.

（2）相关机构和媒体平台要对疫区人群受歧视与污名化的事件进行正确引导,避免不良导向;同时积极宣传科学的疾病传染途径,减少公众对于武汉人乃至湖北人的误解。

（3）医疗卫生机构要提高工作人员对患者的隐私保护意识,避免因随意拍摄或接受外界采访而导致患者隐私泄露。

2.科学性原则

在健康传播中,应当采用循证医学的思维,慎重、准确、明智地应用当前所能获得的最好的研究证据,同时结合健康传播工作者的专业知识,考虑大众的需求和健康素养,将三者结合,从而为大众创作出科学易读的优质健康传播作品。[①]

在新冠肺炎疫情的特殊时期,公众急切获取有关疫情的最新信息,而健康传播一旦缺少了科学性原则,传播内容不准确、不严谨、不科学,就会造成谣言的滋生,放大公众的恐慌情绪,造成社会不稳定。健康传播的内容,应当坚持中西医并重。[②] 具有科学性原则的作品能够指导公众有效应对疫情,做好自身的防护工作,同时能舒缓公众的紧张情绪,减少公众盲动,对有效控制疫情起到保障作用。

措施:

（1）健康传播作品作者应当具有作品涉及领域的专业背景,充分了解所论述领域。

（2）健康传播作品应接受相关领域专业学者的审核,必要时多方求证,并在作品中体现审核结果。对目前的治疗方式、技术手段等应避免夸大效果。

（3）健康传播时,要尽量保证对公众传播的作品内容真实可靠,且具有权威性,避免出现主观臆断而未经证实的专家、医务工作者的意见和信息。

---

① 潘越,贾淑娴,陈翔梧,等.循证科普:如何保证健康科普创作的科学性[J].科普研究,2019,14（05）:102-107,114.
② 国家中医药管理局.十九大开幕,习近平:坚持中西医并重,传承发展中医药事业[EB/OL].（2017-10-18）[2020-02-21].http://www.satcm.gov.cn/hudongjiaoliu/guanfangweixin/2018-03-24/4564.html.

3.通俗易懂原则

健康传播的内容要采取通俗易懂的形式,确保公众能够正确理解。

由于新冠肺炎相关的许多健康科普知识涉及医学专业领域,而这类知识对于公众来说往往是晦涩难懂的,导致公众很难正确理解。这就使得有价值的健康科普知识无法很好地被公众接受和认识,一定程度上影响了健康传播工作。

措施:

(1)健康传播可以采取画册、海报、动画以及(短)视频等方式,丰富传播内容的画面表现力,同时降低文字的理解难度。

(2)对于涉及专业领域的知识,要以通俗易懂的语言或其他形式进行解释。

(3)增加公众接收到信息之后的反馈机制,引导公众积极地对健康传播作品提出意见。

4.风险评估前置原则

在健康信息发布之前,对健康信息可能引起的公众反应进行风险评估,避免公众产生误解,引发社会舆情风险。

在疫情期间,公众往往因为焦虑和恐慌产生非理性行动。在这种情况下,健康信息的发布需要慎之又慎,许多未经风险评估的消息一经发出就很有可能引起巨大的社会反响,给疫情的控制带来许多不确定性因素。

措施:

(1)在健康信息发布之前应组织相关专家进行风险评估,预测公众在接收信息之后的反应。

(2)反复确定信息表达是否存在歧义,是否会使公众产生误解。

5.可及性原则

满足不同人群对于健康传播的不同偏好,确保特殊人群的信息可及。

不同人群的媒介接触习惯不同,健康传播要针对不同人群的特点采取精准健康传播策略。把握特殊群体如老年人、聋哑人、儿童以及偏远地区人群等对于健康信息获取的渠道和特点,灵活改变健康传播的形式及内容,确保健康传播的可及性。

措施：

（1）社区健康传播可以组织社区志愿者，采用发放健康手册、现场指导、建立在线社区健康传播群等方法，为社区居民提供健康传播知识，随时保持信息的更新。

（2）农村地区可采取拉条幅宣传、方言广播、上门宣讲等方式，传播疫情防治措施和最新进展。

（3）对于老年人，需要减少健康传播的信息量，降低信息传输的速度。可以采用插入电视滚动字幕条、发送社区短信提醒以及组织志愿者上门宣讲等方式，提高健康传播工作的接受程度。

七、本共识所应用的人群

（1）政府有关部门：制定相应的健康传播政策，建立健康传播评价体系。

（2）媒体从业者：提高其在进行健康传播工作时的科学性和准确性。

（3）医务工作者：在健康传播的过程中，医务工作者可依据本共识对信息进行处理和加工，提高受众的接受度。

（4）公众：在接触到有关健康传播的信息时，公众可依据本共识来判断其内容质量，以及是否可进行二次传播。

八、共识的局限性及不足

由于时间比较仓促，所制定的共识难免有一些不足。首先，共识所涉及领域尚缺乏高质量证据支持，因此形成方法使用了专家共识法，相比于高质量证据支持的指南可靠性较低；其次，人类对新型冠状病毒肺炎的了解在不断更新，基于对疾病的认识而开展的健康传播也处于发展阶段，因此专家共识还有待完善和修正；最后，本共识的语种为中文，限制了其适用范围。

利益关系与冲突声明

本共识制定过程中，未接受任何来自利益相关方的资助，包括资金和会务服务支持。顾问、共识专家、执笔者均表示与相关方没有利益关系与冲突。修改过程与利益相关方不存在利益关系与冲突。

共识专家(以姓氏笔画排序)

王一方(北京大学)

王明旭(西安交通大学)

尹　梅(哈尔滨医科大学)

支修益(首都医科大学)

邓利强(中国医师协会)

关　健(中国医学科学院北京协和医院)

刘　淼(北京大学深圳医院)

刘哲峰(国家卫生健康委)

吴一波(北京大学)

李　颖(中国传媒大学)

张持晨(南方医科大学)

张海澄(北京大学人民医院)

卓坤利(西安中医脑病医院)

邻颖波(中国传媒大学)

施琳玲(南通大学附属医院)

袁　钟(中国协和医科大学出版社)

倪松石(南通大学附属医院)

曹永福(山东大学)

程守勤(东南大学附属医院)

董关鹏(中国传媒大学)

谭先杰(中国医学科学院北京协和医院)

执笔

吴一波(北京大学)

大事记六
新冠病毒感染肺炎（2019-nCov）相关知识
公众掌握情况调查

吴一波（北京大学）

自新型冠状病毒肺炎疫情暴发以来，党中央和各级政府予以高度重视。2020 年 1 月 25 日，中央政治局常委会会议决定成立中央应对新型冠状病毒感染肺炎疫情工作领导小组，在中央政治局常委会领导下开展工作，加强对全国疫情防控的统一领导、统一指挥。

为了调查了解公众对于新型冠状病毒肺炎相关知识的掌握情况，以便采取有效的科普宣传预防措施，促进公众健康，中华医学会科学技术普及部、中国科技新闻学会健康传播专委会、中国医药卫生文化协会全民健康素养促进分会、中国医师协会健康传播工作委员会联合发布了新型冠状病毒肺炎相关知识公众掌握情况调查，截至 2020 年 1 月 26 日 18 时，共计回收问卷 2,907 份。

一、问卷回收数量分布区域与当前疫情确诊病例分布类同

本次问卷调查主要以网络问卷的形式发放，满分 100 分，共包含 50 道题，大致包括调查对象基本情况、信息获取途径、对于冠状病毒肺炎的认识以及防治手段措施四个方面。调查范围涵盖 23 个省、5 个自治区、3 个直辖市以及 1 个特别行政区，各省份收集问卷数与当前疫情确诊病例分布较多的区域大致相同。分值情况大致为：100 分的为 104 人，90～99 分的为 2,086 人，80～89 分的为 608 人，低于 80 分的为 109 人，平均分为 91.42 分（见图 1）。

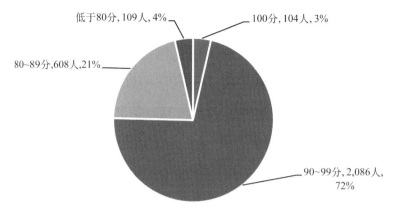

图 1　问卷调查各分值人数

二、新媒体为主要信息获取途径,传统媒体仍不可替代

通过调查了解到,当前公众获取新冠肺炎相关信息的渠道既包括微信公众平台、微博、客户端等新媒体形式,也包括电视、报纸、杂志等传统媒体形式。调查数据显示,在以学生为主的高学历青壮年中,无论是农村还是城镇人口,了解新冠肺炎的途径多半以新媒体为主,通过它们了解新冠肺炎的人数超过了调查人口的一半以上,其中占比为微信 71.13%,微博 57.74%,网站 54.80%。传统媒体中,人们主要通过电视了解新冠肺炎,占据调查人口的48.29%(见图 2)。微博、微信和客户端等新媒体因为简洁、快速、方便被青壮年视为了解新冠肺炎的最佳途径。

三、公众认知存在偏差,部分健康信息的知晓率较低

公众对于新冠肺炎相关健康信息了解较少,对于新冠病毒的类型及来源存在较大误解。其中多数人认为 SARS 病毒一直寄生在蝙蝠体内,这一题目的正确率仅有 36.16%。事实上,近十多年来,我国再未发现 SARS 病例,目前在蝙蝠体内没有检测发现人类 SARS 冠状病毒。除此以外,人们关于病毒特性、疾病临床表现、预防措施等问题的知晓率也偏低。仅有 64.40% 的公众知晓"部分患者起病症状轻微,可无发热等临床症状,多在 1 周后恢复",66.84% 的公众知晓"氯己定不能有效灭活病毒"(见表 1)……这表明新冠肺炎相关科普力度有待加强,公众需要掌握正确的健康信息。

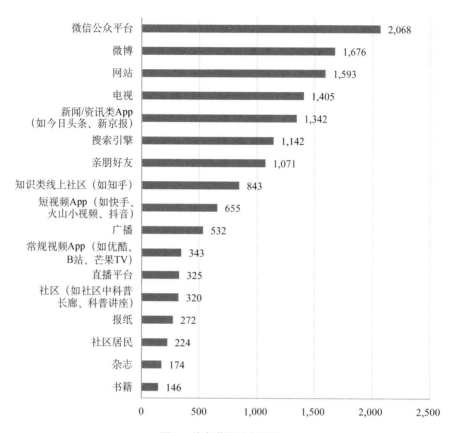

图 2　信息获取途径分析

表 1　公众认知情况分析

问　　题	错误率
(×)SARS 病毒没消失过,一直寄生蝙蝠体内	64.84%
(√)部分患者起病症状轻微,可无发热等临床症状,多在 1 周后恢复	35.60%
(√)氯己定不能有效灭活病毒	33.16%
(×)武汉暴发的神秘疾病已被证实为新型 SARS 病毒	24.22%
(√)重症、危重症患者病程中可为中低热,甚至无明显发热	24.15%
(√)对于轻症患者,可在门诊隔离观察或居家隔离观察	22.15%
(×)盐水漱口可以有效预防新型冠状病毒感染	18.95%
(×)儿童及婴幼儿极易出现感染	16.51%
(√)病毒对热敏感,56℃下 30 分钟可有效灭活病毒	13.00%
(√)与 SARS 流行病学特征类似,儿童及婴幼儿发病较少	12.66%

四、部分公众对于健康谣言缺乏辨识能力,批判性健康素养有待加强

此次调查发现仍存在不少数量的公众相信采用盐水漱口、房间熏醋、吃"达菲""病毒灵"、吃抗生素、维生素 C、饮高度酒、吸烟在肺表面形成一层保护膜、喝乳铁蛋白等方式可以有效预防或抑制新冠病毒感染;2%左右的公众认为喝板蓝根、燃放烟花爆竹可以有效杀灭新冠病毒;7%左右的公众认为出门只有带 N95 口罩才能防病毒;2%左右的公众相信吃香蕉会感染新冠病毒等健康谣言(见表 2)。这表明公众的批判性健康素养仍有待加强,应当主动做到不信谣、不传谣,不要让谣言流窜。

表 2　健康谣言情况分析

问　题	错误率
(×)盐水漱口可以有效预防新型冠状病毒感染	18.95%
(×)吃维生素 C 能预防新型冠状病毒感染	8.77%
(×)熏醋能有效预防新型冠状病毒	7.57%
(×)出门只有带 N95 口罩才能防病毒	7.40%
(×)吃"达菲""病毒灵"能预防新型冠状病毒	6.16%
(×)饮高度酒可以预防新型冠状病毒感染	5.50%
(×)喝乳铁蛋白能抑制新型冠状病毒	5.30%
(×)吃抗生素能预防新型冠状病毒感染	4.13%
(×)吸烟在肺表面形成一层保护膜,能有效预防新型冠状病毒感染	3.75%
(×)喝板蓝根能有效杀灭新型冠状病毒	1.89%
(×)吃香蕉会感染新型冠状病毒	1.79%
(×)燃放烟花爆竹可以有效消灭病毒	1.58%

五、防治措施是公众相关知识的主要盲区,应当予以重视

防治手段措施相关知识主要包括口罩佩戴、错误防治方法列举以及正确防治方法列举。调查数据显示,在新冠肺炎愈演愈烈的情况下,虽有

99.28%的人知道应该戴口罩,却只有89.47%的人了解口罩的正确戴法(见图3)。调查问卷中列举了一些具有混淆性的措施,调查显示96%以上的人都了解一些错误的防治措施,但对避免盲目或不恰当的抗菌药物治疗,尤其是联合应用广谱抗菌药物认知程度较低,仅为96.8%。

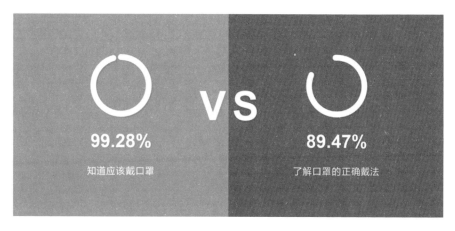

图3　防治措施之如何正确佩戴口罩

综上所述,以上调查结果从侧面反映出公众对于新冠肺炎相关知识的掌握仍需进一步增强,相关健康素养亟待提高。同时,该调查也给健康科普工作者提供了新的思路,应当遵从"区域有侧重、途径选得当、内容有针对、防治重实用"的原则,及时开展相关健康科普宣传活动,提高公民对于新冠病毒的认知程度,向公众普及防治新冠病毒的正确措施,提升全民健康素养。

致谢:

感谢健康与医学科普理论研究课题组在问卷设计、数据收集和处理以及报告撰写中作出的贡献。

问卷设计:马媛媛(山东大学)、魏淑婷(山东大学)、杨雨薇(江西中医药大学)、赵怡森(辽宁工程技术大学)

数据处理与报告撰写:魏海斌(广西中医药大学)、段婷宇(长治医学院)、郭丹青(长治医学院)、邱芊芊(广西中医药大学)

大事记七
近万人调查:公众的风险感知
和对疾病的认知有了大幅提高
——《公众对新型冠状病毒感染的肺炎相关知识及行为调查报告》发布

张持晨(南方医科大学);王明旭(西安交通大学)

吴一波(北京大学);尹梅(哈尔滨医科大学)

杨晓照(中山大学);郑晓(南方医科大学)

薛雅卿(南方医科大学)*

2020年2月10日,《公众对新型冠状病毒感染的肺炎相关知识及行为调查报告》发布。这是中国医师协会健康传播工作委员会在新冠肺炎疫情期间开展的第二项研究,第一项研究报告《官宣!新型肺炎相关知识公众掌握情况调查报告》已于2020年1月27日发布。与第一项研究侧重于知识掌握情况不同的是,本次研究更侧重于研究"新冠"背景下的健康行为。

本次调查研究由中国医师协会健康传播工作委员会、陕西省健康文化研究中心(陕西哲学社会科学重点研究基地)、《中国医学伦理学》杂志、南方医科大学健康管理团队联合发布,来自南方医科大学、西安交通大学、北京大学、哈尔滨医科大学等高校的专家学者联合开展了本次研究。

此次调研于2020年1月30日在全国范围内启动,截至2020年2月3日零时,共收集有效问卷8,048份(因疫情所限,通过网络调查员采用电子问卷完成调查),样本涉及全国各个省(自治区、直辖市)、港澳台(尚未收集到台湾地区问卷)以及部分海外地区。调查样本结构如下:城镇居住者

* 张持晨,南方医科大学教授,医学博士,博士生导师,博士后合作导师,国家二级健康管理师,研究方向为健康管理与健康行为学。邮箱:zhangchichen@sina.com。
  吴一波,北京大学医学部硕士研究生,陕西省健康文化研究中心(陕西省哲学社会科学重点研究基地)特聘研究员,研究方向为健康科普理论与实践。邮箱:bjmuwuyibo@foxmail.com。

5,472 人,农村居住者 2,576 人;男性 3,061 人,女性 4,987 人;年龄分布以 18~25 岁青年为主(占比 43%);文化程度以大学本科为主(占比 53%)(见 图 1 至图 6)。

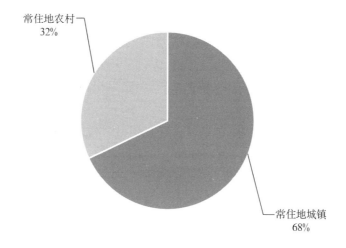

图 1　常住地分布

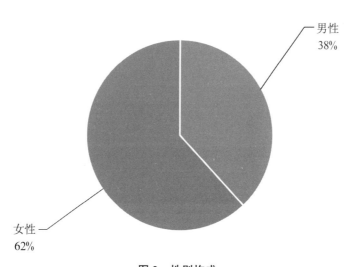

图 2　性别构成

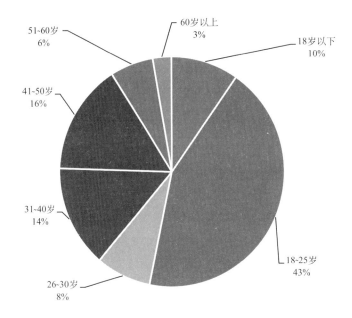

图 3　年龄分布

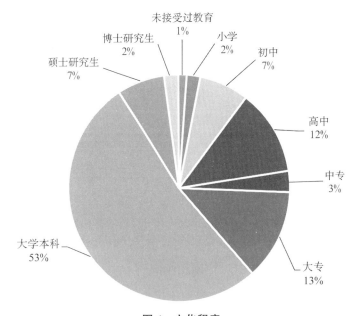

图 4　文化程度

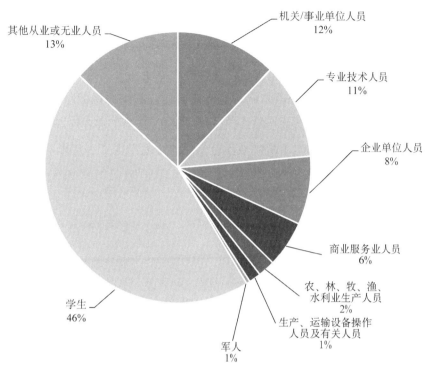

图 5　职业分布

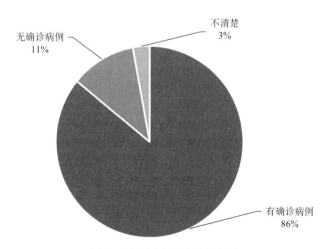

图 6　所在城市确诊病例情况

据本次调研的发起者张持晨和吴一波介绍,从公众对本次疫情的认知情况来看,有10.7%的被调查者在2019年12月8日便开始关注在华南海鲜市场出现的疫情,但在当时重视此事件的被调查者仅占5.90%。而在2020年1月20日习总书记作出重要指示及钟南山院士对疫情进行解析后,公众开始对疫情高度关注。公众对病毒的传播途径及疾病的易感性有较好的了解,但对病毒的有效灭活途径等认识还有待提高,完全了解者仅占27.90%和35.60%(见图7)。同时,本次疫情虽对公众的心理产生了一定影响,但基本平稳,而公众对本次疫情的风险感知则处于较高水平(见图8、图9)。

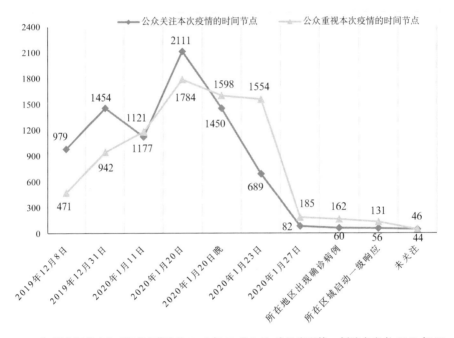

注:横坐标代表的时间节点依次为2019年12月8日,武汉出现第一例肺炎患者;2019年12月31日,武汉市卫生健康委员会通报武汉华南海鲜市场出现不明原因肺炎;2020年1月11日,武汉市卫生健康委员会通报出现首个死亡病例;2020年1月20日,钟南山院士指出新型肺炎可以人传人;2020年1月20日晚,新华社发布习总书记对新冠肺炎疫情作出重要指示;2020年1月23日10时,武汉市全面进入封城状态;2020年1月27日,国务院办公厅发布关于延长2020年春节假期的通知;所在地区确诊新冠病毒感染病例;所在地区启动重大突发公共卫生事件一级响应;未关注。纵坐标为选择该时间节点的人数。

图7 公众开始关注及重视本次疫情发展的关键时间节点

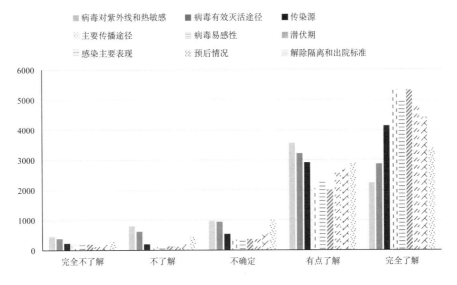

图8　公众对新型冠状病毒感染肺炎的认知情况

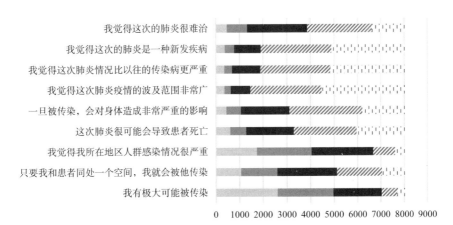

图9　疫情发生后公众个人感受

张持晨与吴一波介绍,本次调研涉及了10类公众疫情防控行为,如正确选择和佩戴口罩、正确洗手、避免去人员密集型场所等。就公众的疫情防控行为来看,有80%以上的被调查者在疫情发生早期便及时采取了相关防控行为,但仍存在少数被调查者(1.0%左右)抵制或较晚实施防控措施。与男性相比,女性对防控行为的采纳率更高(60.0%以上);与农村相比,常住地为城镇地区的居民防控行为的采纳率更高(68.0%左右);从年龄分布来看,18~25岁年龄段人群对防控行为的采纳率最高(43.0%左右),60岁以上人群对防控行为的采纳率最低(2.5%左右)。统计学分析显示,不同性别人群对各项防控行为的采纳率不同,差异有统计学意义(*P*<0.05);除保持室内清洁,勤开窗通风,避免与有呼吸道症状的人密切接触,避免去疫区访亲或旅游等行为外,不同居住地人群防控行为采纳率差异显著(*P*<0.05)(见图10、图11)。

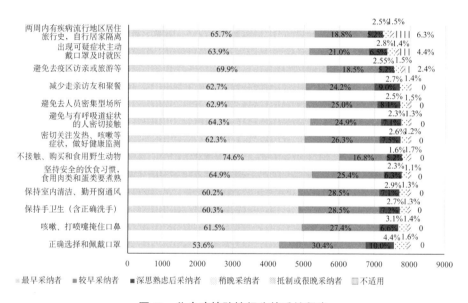

图10 公众疫情防控行为的采纳程度

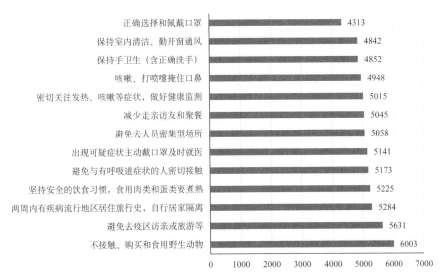

图 11　各项行为最早采纳者人数占比

　　在本次调查的疫情防控 10 类行为中,每类行为均处于行动阶段的人数达 70.0%以上,仅有 19 位被调查者所有行为都不遵循,其首要原因是自身条件所限,如经济贫困。此外,感觉此次疫情离自身很远,也是其不采取相关行为的原因之一。结合风险认知调查,此类人群的风险认知得分最低,仅 22.68±16.42 分,远低于采取相关行为者。而在无意识阶段,未正确选择和佩戴口罩(1.5%)及接触、食用野生动物(1.3%)的人数最多。值得注意的是,佩戴口罩的行为也是中断人数最多的(3.1%)。公众选择采纳防控行为的首要原因均是感知到此次疾病的严重性,第二位为此次疾病的易感性,第三位为采取该行为可有效防控疾病。此外,政府的倡导促动以及部分政策的强制实施也是促使公众采取相关行为的重要原因(见图 12 至图 14)。

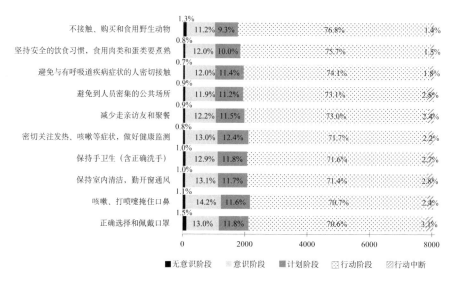

图12　公众所处的疫情防控行为阶段

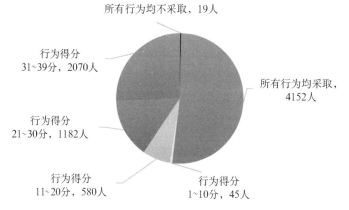

图13　公众疫情防控行为与风险感知的关系

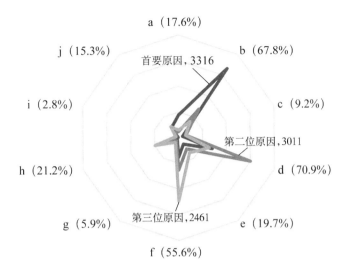

1.正确选择和佩戴口罩

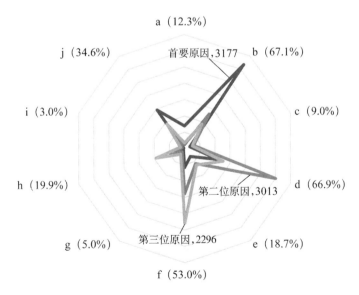

2.咳嗽、打喷嚏掩住口鼻

图14　公众采取疫情防控行为的原因分布(一)

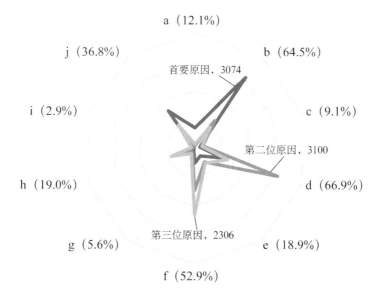

3.保持手卫生(含正确洗手)

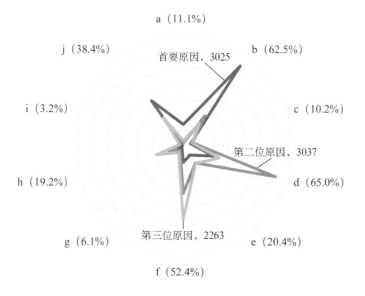

4.保持室内清洁，勤开窗通风

图 14 公众采取疫情防控行为的原因分布(二)

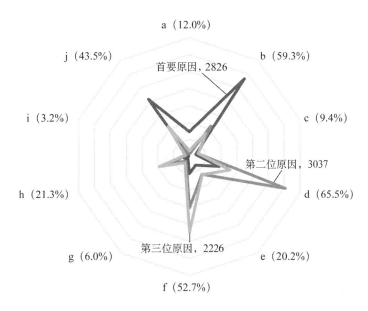

5.坚持安全的饮食习惯,食用肉类和蛋类要煮熟、煮透

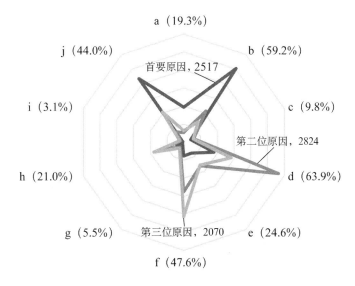

6.不接触、购买和食用野生动物(即野味)

图14 公众采取疫情防控行为的原因分布(三)

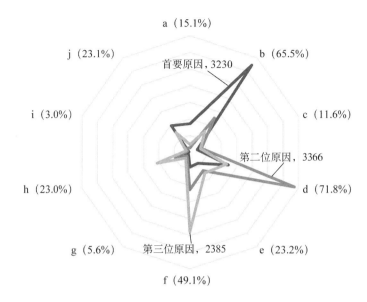

7.密切关注发热、咳嗽等症状，做好健康监测

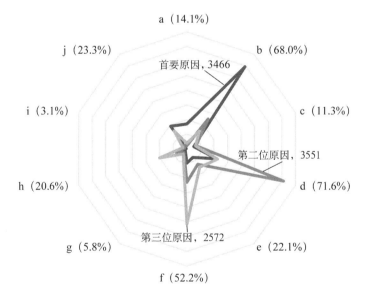

8.避免与有呼吸道疾病症状的人密切接触

图14 公众采取疫情防控行为的原因分布(四)

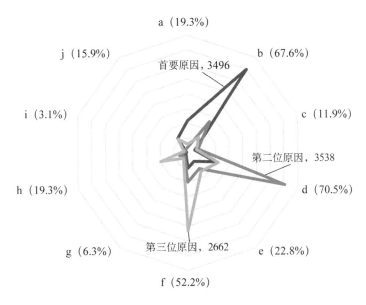

9.避免到人员密集的公共场所

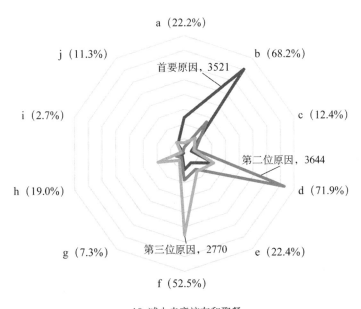

10.减少走亲访友和聚餐

注:a.政府倡导或强制执行;b.此次疾病的易感性;c.社区行动或社区动员;d.此次疾病的严重性;e.媒体宣传;f.采取该行为可有效防控疾病;g.亲朋好友的劝说;h.专家解析与指导;i.从众心理或他人成功经验;j.疫情前已养成该行为习惯。

图 14　公众采取疫情防控行为的原因分布(五)

疫情所致,本次调查代表性有限,持续性的调查仍在跟进中。就调查结果而言,多数公众已高度关注和重视此次疫情,这与信息的及时公开和持续的健康宣教密不可分。党和政府的重要举措、专家学者的剖析解释,均使得公众的风险感知和对疾病的认知有了大幅提高。公众较高的风险感知也为相关防控策略的实施奠定了良好基础。因此,最新疫情的及时公布、防控重点的持续解析以及新媒体的多方报道对维持公众防患意识十分重要。此间,应注意发挥官方媒体及信服力较高的知名学者专家的"意见领袖"作用。

公众对本次疫情的传播途径及易感性有较好的理解,但对病毒的有效灭活途径等的认识还有待提高,提示相关部门应进一步加强此类信息的宣传教育。男性、60 岁以上、文化程度较低、低收入群体较女性、青少年、文化程度较高、经济水平较高人群的防控行为实施率低。同时,残障家庭、贫困家庭、空巢家庭、留守家庭因主观及自身条件所限,相关防控行为也难以实施,提示对该人群给予更多关注,并适时提供物资支持及健康宣教。在本次调研的 10 类防控行为中,对于佩戴口罩、打喷嚏捂住口鼻等行为,公众从意识阶段进入行动阶段较缓,同时中断者不在少数。除考虑主客观因素(如无法购买到口罩、酒精消毒液等)外,还需进一步给予公众以正确的分类指导,在满足公众需求的同时,兼顾有限医疗资源的配置(见图 15)。

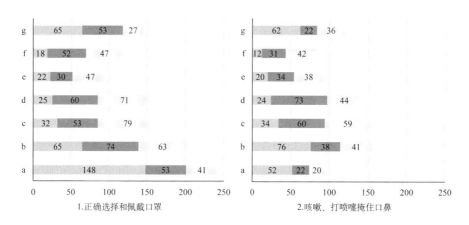

图 15 公众不采取疫情防控行为的原因(一)

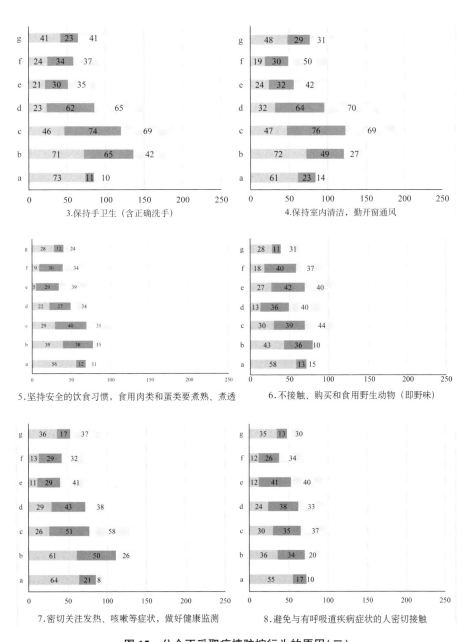

3.保持手卫生（含正确洗手）

4.保持室内清洁，勤开窗通风

5.坚持安全的饮食习惯，食用肉类和蛋类要煮熟、煮透

6.不接触、购买和食用野生动物（即野味）

7.密切关注发热、咳嗽等症状，做好健康监测

8.避免与有呼吸道疾病症状的人密切接触

图15　公众不采取疫情防控行为的原因(二)

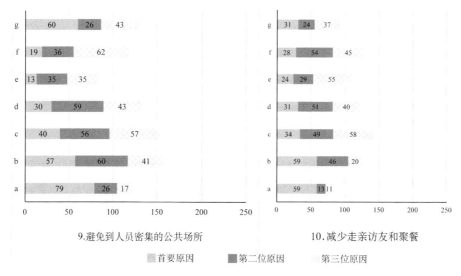

9.避免到人员密集的公共场所　　　　　　10.减少走亲访友和聚餐

▨ 首要原因　　■ 第二位原因　　▧ 第三位原因

注:a.采取该行为的主观困难;b.感觉疾病离自身很远;c.采取该行为对自身健康没什么影响;
d.周围多数人尚未采取该行为;e.对行为有成见,个人情感抵制;f.受传统文化及风俗习惯所
影响;g.客观条件不支持,如买不到口罩等。

图 15　公众不采取疫情防控行为的原因(三)

大事记八

疫情期间公众的生活质量、
心理状况与社会支持调查报告发布

新冠肺炎在国内已经得到一定的控制,多省市无新增病例让我们看到了战胜疫情的曙光。但此次疫情给公众的出行、工作及学习等方面带来了极大不便,同时由于其影响范围广、持续时间长,可能会使公众产生恐慌、焦虑的心理。为了解新冠肺炎疫情下公众的健康行为与心理状况,中国医师协会健康传播工作委员会、中南大学、南通大学联合开展了本次调查,希望能以本调研结果为依据提出针对性的应急传播模式,形成相应的作品向公众普及,以努力提高公众的生活质量,减轻公众的焦虑与恐慌。

截至 2020 年 3 月 10 日,调查共收集问卷 1,617 份,其中有效问卷 1,604份,问卷有效率为 99.20%(因疫情所限,通过网络调查员采用电子问卷完成调查)。样本涉及全国 31 个省(自治区、直辖市,包括港澳台地区),以及部分海外地区。

一、基本情况

调查样本结构如下:男性 673 人,女性 931 人;城镇居住者 986 人,农村居住者 618 人;年龄分布以 18~25 岁占多数(44.20%),其余年龄段人数分别为 18 岁以下 161 人,26~30 岁 62 人,31~40 岁 167 人,41~50 岁 188 人,51~60 岁 134 人,60 岁以上 183 人;文化程度以大学本科占多数(44.83%);绝大多数被调查者(70.26%)表示自己所在城市有确诊病例。具体分布如图 1 至图 5 所示。

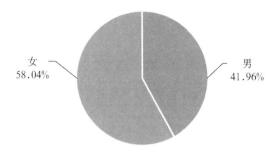

图1　性别构成

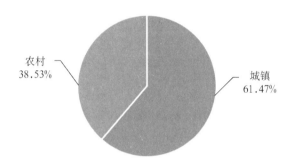

图2　居住地分布

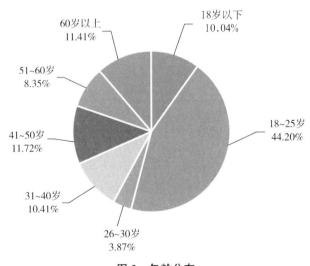

图3　年龄分布

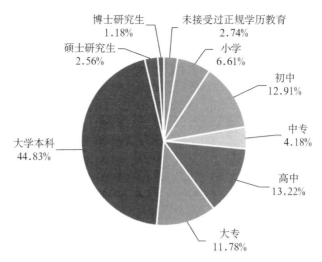

图4　文化程度分布

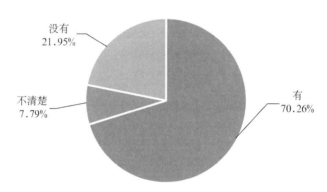

图5　所在城市确诊病例情况

二、公众整体生活质量较好,但心理健康得分低于生理健康得分

采用 SF-16 量表对公众的生活质量进行评估,并对得分进行标准化处理(满分 100 分,生理健康和心理健康各占 50 分)。调查样本的生活质量总体得分为 76.54±11.49,其中,生理健康得分为 40.83±6.89,心理健康得分为 35.71±6.77,公众的生活质量整体较好,但心理健康得分低于生理健康得分(见图6)。进一步分析发现,有 84.2%的作答者(1,376 人)认为自己的健康

状况尚可,超过90%的人认为自己的健康状况对日常生活没有明显影响,其中超过60%的人认为自己的身体健康状况对日常生活毫无影响,但有50%左右的人认为自己的健康状况对工作造成了一定影响(见图7至图9)。此外,在过去一个月的时间里,76.12%的作答者(1,221人)有过情绪低落的情况,其中,17.14%的作答者(275人)有长时间的情绪低落。当被问及情绪对自己工作生活的影响时,48.5%的作答者(780人)回答有过因为情绪的原因导致自己做事效率不高,35.8%的作答者(576人)有过因为情绪的原因导致自己细心程度下降。可见,过去一个月的时间有大部分人的情绪受到了影响,并有很多人因为情绪影响了自己的工作和生活(见图10至图12)。我们对问卷作答者的生活质量评分进行人群画像后发现:文化程度低、收入低、自费承担医疗费用的男性生活质量倾向于更差。

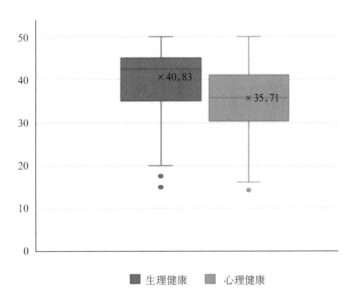

图6 公众的生活质量得分

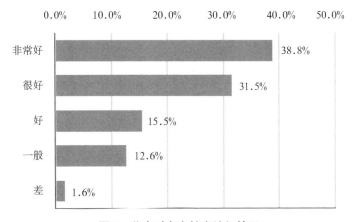

图7　公众对自身健康认知情况

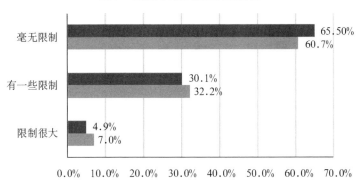

■ 适度的活动如移动一张桌子、扫地、打太极拳、做简单体操等

■ 上几层楼梯

图8　身体健康对日常生活的影响

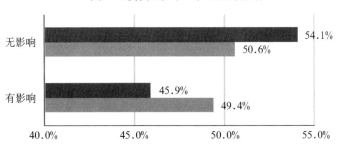

■ 本来想要做的事情只能完成一部分

■ 想要干的工作或活动种类受到限制

图9　身体健康对工作的影响

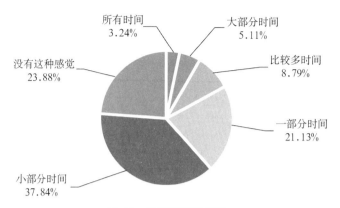

图 10   情绪低落的情况

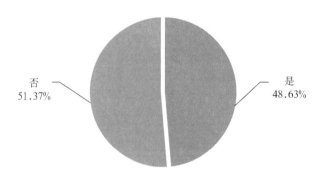

图 11   情绪对效率的影响

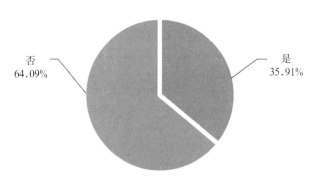

图 12   情绪对细心度的影响

三、有 30%左右的被调查者存在不同程度的焦虑或抑郁情况

采用 SAS 和 SDS 量表评估公众的心理状况,结果显示:有 27.55%的作答者(442 人)存在轻至重度的焦虑,35.97%的作答者(577 人)存在轻至重度的抑郁。56.5%的作答者(906 人)认为自己比平时更容易紧张或焦急,46.8%的作答者(751 人)觉得自己容易觉得心里烦乱或惊恐,46.9%的作答者(752 人)感觉自己容易衰弱或疲乏,47.3%的作答者(759 人)存在夜间睡眠不好的问题,49.9%的作答者(800 人)觉得最近闷闷不乐,情绪低沉,50.1%的作答者(804 人)比平时更容易激动(见图 13 至图 15)。其中东北地区、初中学历、年龄在 31~40 岁从事商业服务业的男性更容易焦虑,东北地区、中专学历、自费承担医疗费用的男性更易发生抑郁情况。

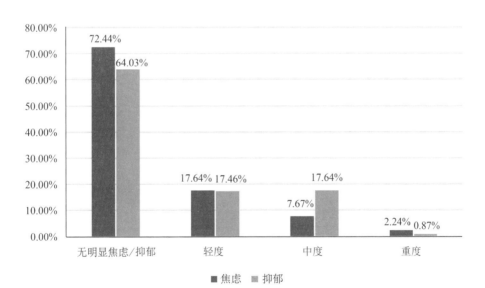

图 13　公众的焦虑和抑郁情况

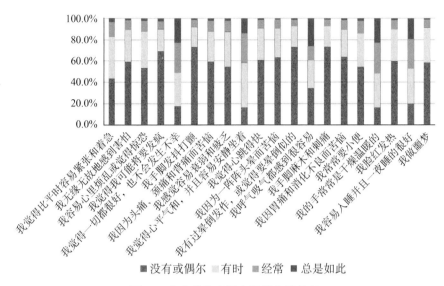

图 14　公众的焦虑调查问卷作答情况

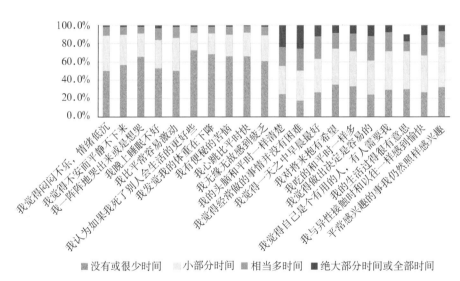

图 15　公众的抑郁调查问卷作答情况

四、近 20%的被调查者存在一定程度的社会支持问题

采用领悟社会支持量表对公众的社会支持情况进行统计,我们发现,17.39%的作答者(279 人)存在一定程度的社会支持问题,其中 1.75%的作答者(28 人)存在严重社会支持问题。而心理学研究显示,一个人能否从重创中恢复,40%取决于他是否有良好的社会支持系统。本次调研结果显示大部分公众有良好的社会支持,但仍有不到 1/5 的人在社会支持方面存在问题。对公众的社会支持情况进行人群画像后发现:东北地区、所在城市存在新冠肺炎确诊病例、自费承担医疗费用的男性缺乏社会支持的可能性较大(见图16、图 17)。这与之前我们对焦虑和抑郁情况进行的人群画像有所重合,提示我们要注意着重给予这部分人群一定的社会引导,提高他们的社会支持情况,缓解他们的不良情绪。

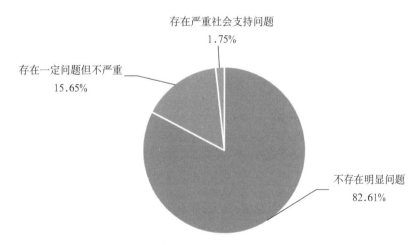

图 16　公众的社会支持情况

我们的调查结果显示:公众的生命质量整体处于较好水平,但是心理健康水平要低于生理健康水平,相当一部分人存在心情低落的问题,并被情绪影响到了自己的日常生活,有三成左右的人存在不同程度的焦虑或抑郁情绪。疫情对公众的心理造成了一定程度的冲击,但可喜的是,超过 80%的人有良好的社会支持,能够在此危难时刻陪伴他们渡过难关。在过去一个多

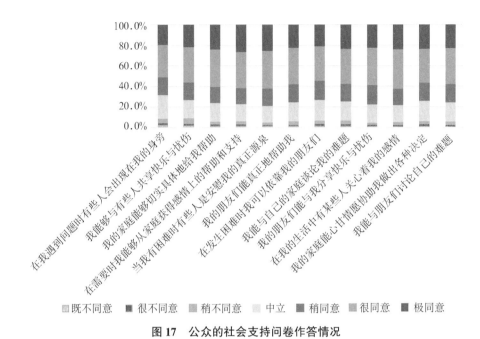

图17 公众的社会支持问卷作答情况

月的时间里,中国人民举国同心,抗击疫情,展现了令世界惊叹的团结与凝聚。现在疫情已基本得到控制,但是疫情对公众心理造成的冲击和影响还会长久存在,我们要注意对公众的心理状况进行持续评估并采取相应的措施进行改善。春风杨柳万千条,六亿神州尽舜尧,让我们团结一心,期待春暖花开。

致谢:

感谢刘思彤(北京大学)在问卷设计、数据收集和处理及报告撰写中作出的贡献。

图书在版编目（CIP）数据

重大突发公共卫生事件健康传播理论与实践／刘哲峰，施琳玲，邰颖波主编；中国医师协会健康传播工作委员会，中国传媒大学媒介与公共事务研究院编写. --北京：中国传媒大学出版社，2021.9

ISBN 978-7-5657-3078-8

Ⅰ.①重…　Ⅱ.①刘…②施…③邰…④中…⑤中…　Ⅲ.①公共卫生-突发事件-健康-传播学-研究-中国　Ⅳ.①R199.2②R193

中国版本图书馆CIP数据核字（2021）第207440号

重大突发公共卫生事件健康传播理论与实践

ZHONGDA TUFA GONGGONG WEISHENG SHIJIAN JIANKANG CHUANBO LILUN YU SHIJIAN

主　　编	刘哲峰　施琳玲　邰颖波	
编　　写	中国医师协会健康传播工作委员会 中国传媒大学媒介与公共事务研究院	
责任编辑	于水莲	
封面设计	拓美设计	
责任印制	李志鹏	

出版发行	中国传媒大學 出版社			
社　　址	北京市朝阳区定福庄东街1号	邮　　编	100024
电　　话	86-10-65450528　65450532	传　　真	65779405
网　　址	http://cucp. cuc. edu. cn		
经　　销	全国新华书店		

印　　刷	北京中科印刷有限公司
开　　本	710mm×1000mm　　1/16
印　　张	13
字　　数	200千字
版　　次	2021年9月第1版
印　　次	2021年9月第1次印刷

书　　号	ISBN 978-7-5657-3078-8/R·3078	定　　价	68.00元

本社法律顾问：北京李伟斌律师事务所　郭建平